成为公共营养师

你的科学饮食顾问之路

致营养路上的新伙伴

Part 1

18 岁高考完，我躺在床上思考人生的意义是什么，28 岁的时候，我找到了。

三年前，我刚接到来自公司的立项通知："艾文，我看你之前干得很不错，你来负责医疗健康类的项目吧，希望这个项目可以让你得到锻炼。"当时的我，只是一个财经专业毕业的本科生，做了几年的财会类知识项目的小运营，突然通知我可以成为项目负责人，独立带项目了，我心里既高兴又担心，高兴努力得到了认可，担心做不好会浪费这次机会，更怕辜负了信任我的同学们。

三年中，我秉持着一个信念："让每一个家庭拥有一位营养师，让和我学习营养师的同学变得更加健康。"这句话，挂在我的电脑桌面上，陪着我，在工位上数次熬夜修改课程内容，在机场候机和授课老师修改讲课逐字稿，在高铁站给同学们答疑，因过于投入而直接错过车次。这三年，我和所有公司的同事，奋战在一线，亲面同学们对营养师的疑问和诉求。

三年后，团队和我服务了 100 万名以上学员，其中和我们深度学习的 3 万名学员，几乎全部取得了公共营养师证书，丰富了自己的餐桌，有些人更是成为行业知名 IP，更多人通过学习营养知识，走上了更加健康科学的饮食道路。回想起当时立项之初时给自己的要求，我认为还是有点成就，也更深觉任重而道远。我想触达更多人，无论他们是否能成为营养师，我都希望他们可以通过学习营养知识，让自己的身体更好。

今天，我给自己立下了人生的目标，从营养的幕后走向台前，通过深挖公共营养师的教研内容，让更多和我一样的"小白"，轻松学习营养知识，顺便考取一个证书。

Part 2

我曾经和若干学员一对一沟通过，问他们：为什么学习营养？他们说道，"因为我觉得这是未来的趋势""我们单位让我考的""我生过一场大病，现在感觉病从口入真的不是玩笑"……其实我曾一度寻找这个问题的答案，直到去年带学员去养老院实习，98 岁的李奶奶一句话点醒了我："小艾啊，能把降压餐做出我亡夫烧的腌笃鲜的味道，才是真本事。"那天我突然明白——咱们的终极目标，就是把冷冰冰的营养素，炼成滚烫烫的生活气。

我刚开始接触营养师的时候，和学员说的最多的一句话就是："想成为营养师一定要考个证书，这样你才能上岗就业，能背下所有营养素推荐量就大功告成了。"

我有一次给患糖尿病的大爷配餐，照着教科书算碳水算得贼精准，结果大爷闺女哭着找上门："我爸天天半夜偷吃饼干！"我这才明白：实验室数据是铁锅，人间烟火是灶台，推荐摄入量得裹着人情味下锅。就像做红烧肉不能光看火候表，得听着肉汁咕嘟咕嘟的声儿。

现在我的工作本扉页写着"先治心，再治病"，跟学员说得最多的话变成了"营养师证不是毕业证，是混江湖的拜帖”。

我总结了营养师的三个境界——“炒锅”三境界：

新手期：严格按菜谱下料→对应营养计算阶段；

进阶期：看火候调整咸淡→对应个性化方案阶段；

大成期：一锅乱炖出至味→对应生活方式干预阶段。

所以你说终极目标是什么？就是把自己修炼成行走的“人间烟火调节器”。就像我师父那辈人，白大褂口袋里总揣着把炒瓜子——随时准备着，把艰深的营养学，嗑成老百姓听得响、嚼得香的生活经。

Part 3

同学们，学习营养师知识，我总结出这套“后厨兵法”，专治各种零基础的手忙脚乱。

记着下面这三件事准没错。

第一，把营养学当朋友处。看到“三大产能营养素”别怵，就当认识三个性格迥异的兄弟——碳水像随和的邻家大哥，脂肪是精明的生意人，蛋白质就是勤恳的老黄牛。第二周开始，你们准能品出它们的“脾气”。

第二，实操比死记硬背管用。我当年在厨房称重称到魔怔，现在闭着眼都能估出 150 克鸡胸肉的体积。建议备个食物模型套装，周末照着《膳食指南》摆餐盘，这可能比刷题管用十倍。

第三，存着这份“笨功夫清单”：

- 每周画两张思维导图（别用电脑！手绘才入脑）。
- 准备个“错题罐头”，把易混淆的知识点写成便签存进去。
- 找个学习搭子，互相抽背时记得开录音——下个月再听保证笑出声。

考场上见真章那天，记得把准考证和清凉油放一块。紧张了就想想我们这群“过来人”正隔着书页给你打气呢！等你们拿证那天，咱们用这份知识当调料，给更多人炒出一盘健康的人生。

公共营养师

艾文

一、公共营养师是什么？

公共营养师（public nutritionist）是专门从事营养指导、膳食管理和健康促进的专业人员。

公共营养师是会运用营养学、食品科学和健康管理知识，为个人或群体提供膳食指导、营养评估和健康干预的专业人员。主要工作内容包括评估个体或群体的营养状况、制定科学膳食方案、预防营养相关疾病，以及传播营养知识，并通过科学合理的饮食建议改善公众营养状况，预防营养相关疾病，促进健康生活方式的普及。

1. 职业定义

公共营养师通过应用营养学知识，针对不同人群（如健康人士、慢性病患者、孕妇、老年人等）提供个性化的营养建议，旨在改善公众饮食结构、提升健康水平。

2. 工作内容

- **营养评估**：通过体检数据、膳食调查等分析营养状况。
- **膳食设计**：制定食谱、调整饮食结构（如设计减脂餐、糖尿病饮食）。
- **疾病预防**：针对高血压、糖尿病等慢性病提供营养干预。
- **教育宣传**：开展营养讲座、撰写科普文章，推广健康饮食理念。
- **政策支持**：参与学校、医院、养老院等机构的膳食标准制定。

3. 就业领域

- **医疗机构**：医院、社区卫生服务中心（如提供临床营养支持）。
- **健康产业**：体检中心、健身机构、保健品公司。
- **教育机构**：中小学、幼儿园的营养配餐管理。
- **食品企业**：参与产品研发（如研发低糖食品、营养强化食品）。
- **政府/非营利组织**：参与公共健康项目（如“全民健康生活方式行动”）。

4. 必备技能

- **专业知识**：熟悉营养素功能、食物营养成分、病理营养学。
- **沟通能力**：能将专业术语转化为易懂的建议。
- **数据分析**：能解读体检报告、膳食调查结果。
- **持续学习**：跟进国内外营养研究进展（如生酮饮食、肠道菌群研究）。

5. 职业前景

- **政策支持**：“健康中国 2030”规划强调营养健康，推动职业需求。
- **市场需求**：老龄化、慢性病低龄化催生营养服务需求，一线城市资深营养师时薪可达 300~800 元，甚至更高。
- **新兴领域**：互联网+营养（如健康管理 App 顾问）、运动营养、特医食品开发。

6. 与其他职业的区别

- **临床营养师**：需要医学背景，主要服务于住院患者（如术后营养支持）。
- **食品营养师**：侧重食品研发与安全，较少接触个体咨询，对营养知识和建议较为片面。
- **健康管理师**：涵盖内容广泛（运动、心理等），营养仅是其中一部分。

7. 如何入行？

- **学习路径：**报考相关培训课程（需包含基础营养、人群营养等模块），考取证书后从助理岗位起步。

结语

公共营养师适合热爱健康行业、擅长沟通的人士。随着公众健康意识提升，这一职业的发展潜力也显著提升，但须积累实践经验并持续更新知识以保持竞争力。

二、公共营养师的发展历史

（一）国外

1. 国外营养师发展历史概述

营养师作为连接营养科学与公众健康的重要职业，其发展历程与各国健康政策、慢性病防控需求及营养学学科进步密切相关。

以下内容主要介绍涉及的主要国家及全球范围内的关键发展阶段和特点。

2. 国外营养师的起源与发展历程

（1）古代实践。

虽然现代营养师职业形成较晚，但人类对营养与健康的关注可追溯至古代。这种早期实践为现代营养学奠定了基础，但尚未形成系统化的职业体系。

（2）现代营养师职业的萌芽（20世纪初至二战前）。

① 美国。

- **1917年：**成立美国营养师协会（ADA），开始探索营养师职业化路径。
- **1946年：**颁布《全国学校午餐法》，通过学校供餐计划推动营养干预，成为全球首个将营养教育纳入国家政策的案例。
- **维生素研究：**20世纪20~30年代，维生素的发现（如维生素C与坏血病的关系）推动了营养学科学化，为营养师职业提供了理论支持。

② 欧洲。

- 英国在20世纪30年代通过医学院校的生理学、生物化学课程引入营养学内容，但尚未形成独立职业。

（3）制度确立与快速发展（二战后至20世纪末）。

① 日本。

- **1947—1952年：**日本颁布《营养师法》《营养改善法》，强制要求学校、医院及大型食堂配备营养师，并建立系统的教育体系。至21世纪初，日本每1300人中就有1名营养师，成为全球营养师密度最高的国家之一。
- **学校供餐法：**规定义务教育学校必须由营养师管理膳食，直接促进了青少年体质改善。

② 美国。

- **1960—1970年代：**成立营养师注册委员会（CDR），推出注册营养师（RD）和营养技师

（DTR）认证，建立“学历教育+实习+考试”的标准化流程。

- **1970 年：**首次全国注册营养师考试，推动职业规范化。至 21 世纪初，美国每 4200 人中就有 1 名注册营养师。
- **食品标签法：**美国食品药品监督管理局（FDA）要求食品标注营养成分，促使营养师在食品工业和公共健康领域发挥更大作用。

（4）全球趋势。

- **慢性病防控：**随着肥胖、糖尿病等慢性病高发，营养师从传统的膳食管理扩展到疾病预防和健康干预。
- **国际协作：**世界卫生组织（WHO）推动各国制定营养政策，营养师成为公共卫生体系的核心角色。

（5）专业化与高端化（21 世纪以来）。

① 美国。

- **2012 年：**注册营养师更名为“注册营养师/营养专家”（RDN），强调循证实践与终身学习。
- **2024 年：**注册营养师准入门槛提高至硕士学历，并推出专科认证（如肿瘤营养、运动营养），推动职业细分。
- **技术整合：**开发职业发展组合工具（PDP）和移动应用（GoPDP），帮助营养师制定个性化学习计划。

② 欧洲与日本。

- 英国要求临床营养师必须持有健康和护理专业委员会（HCPC）认可的学位，并完成执业注册。
- 日本通过持续立法强化营养师在食品企业、社区健康管理中的职能。

③ 全球共性趋势。

- **立法支持：**超过 50 个国家通过营养相关法律（如日本的《营养师法》、美国的《全国学校午餐法》），明确营养师的法律地位。
- **教育体系完善：**多数发达国家要求营养师具备本科或硕士学历，并通过认证课程和实习。
- **跨领域合作：**营养师与医疗机构、食品企业、健身行业深度融合，形成多元化服务模式。

（6）未来发展方向。

- **技术驱动：**人工智能和大数据将用于个性化膳食方案设计。
- **全球化标准：**国际营养师资格互认需求增加，推动跨国协作。
- **预防医学深化：**营养师在老龄化社会中的健康管理作用将进一步强化。

结语

国际营养师职业的发展经历了从经验积累到科学化、从单一膳食管理到多领域协作的演变。美、日等国的立法与教育体系为全球提供了范本，而慢性病防控和健康政策的需求持续推动职业专业化。未来，营养师将在技术整合与全球化背景下，成为维护人类健康的核心力量之一。

（二）国内

1. 国内营养师发展历史概述

国内营养师职业的发展历程可追溯至古代实践，并经历了从经验传承到科学化、制度化的演变。

2. 古代萌芽期（先秦至明清）

- **周朝“食医”制度（约公元前11世纪）：**周代设立“食医”职位，专司帝王及贵族的膳食调配与健康管理，被视为中国最早的“宫廷营养师”。这一制度体现了早期营养干预理念，比西方同类职业早约2000年。
- **《黄帝内经》与食疗理论（战国至汉代）：**提出“五谷为养，五果为助，五畜为益，五菜为充”的膳食平衡原则，奠定中医食疗学基础。
- **唐代“食疗”：**唐代的医学家孙思邈进一步明确“食疗”概念，主张通过食物调理疾病。

3. 近现代学科奠基期（20世纪初至1949年）

- **学科萌芽与早期研究（1915—1937年）：**1915年中华医学会成立，推动营养学研究；1938年发布《中国民众最低限度之营养需要》，首次提出国民营养需求标准。
- 吴宪等学者开展大豆营养价值研究，为中国现代营养学奠定实验基础。
- **中国营养学会成立（1945年）：**标志着营养学学科体系初步建立，但因战乱影响，发展受限。

4. 制度规范与职业化阶段（1949—2016年）

（1）新中国成立后的学科发展（1950—2005年）。

- 1952年首版《食物成分表》出版，1956年《营养学报》创刊，系统推进营养数据标准化。
- 2006年公共营养师被纳入国家职业大典，并颁布《公共营养师国家职业技能标准》，确立职业资格认证体系。

（2）政策支持与职业普及（2007—2016年）。

- 2007年细化职业标准，推动医院、学校、社区等领域营养师岗位设立。
- 2016年国务院取消公共营养师职业资格认证，但市场需求催生行业协会培训模式。

5. 职业重塑与高质量发展期（2017年至今）

（1）政策重启与规范化改革。

- 2017年《国民营养计划（2017—2030年）》提出加强营养人才培养，2020年重启“职业能力评价证书”体系。
- 2021年人社部将公共营养师列为国家技能职业标准（编码4-14-02-01），授权第三方机构考核认证。

（2）学科深化与职业细分。

- 2022年《临床营养学》首次纳入国家卫健委“十四五”规划教材，确立营养治疗在医学中的一线地位。
- 2023年调整职业资格报考年限，2024年推进考试改革，强化行业准入门槛。

（3）市场需求与多元化发展。

- 当前中国每30万人仅1名营养师，远低于日本的1∶300的比例，人才缺口超400万。
- 职业方向扩展至母婴、运动、食品研发、社区健康等细分领域，覆盖医疗、教育、食品产业链。

结语

国内营养师职业从古代“食医”到现代科学化体系的建立，经历了政策驱动、学科完善与市场需求的三重推动。未来随着“健康中国 2030”战略深化，营养师将在慢性病防控、老龄化健康管理等场景中发挥核心作用，职业发展潜力显著。

三、公共营养师证书的定义与核心信息

公共营养师证书是由国家授权机构颁发的职业能力评价凭证，证明持证人具备营养学知识、膳食指导及健康管理技能，能够为个人或群体提供科学营养服务。该证书的定位、发展历程及具体内容如下。

1. 证书性质与发展历程

(1) 定位：属于职业技能等级证书，用于规范公共营养师职业能力标准，服务于健康中国战略需求。

(2) 历史沿革：

- **2006 年：**正式被纳入国家职业大典，由人社部颁发资格证书。
- **2016 年：**国务院取消公共营养师职业资格认证，但市场需求推动其以新形式回归。
- **2020 年起：**中国营养学会等第三方机构重新组织规范化培训和评价，证书改为“职业能力评价证书”。

2. 证书等级与报考条件

公共营养师证书分为四级（中级）至一级（高级技师），报考条件因等级而异，需满足学历或工作经验要求。

(1) 四级（中级）：

- 中专相关专业应届生；
- 非相关专业需从事本职业 3 年以上（年满 18 岁）。

(2) 三级（高级）：

- 持有四级证书+2 年工作经验；
- 大专相关专业应届生可直接报考。

(3) 二级（技师）和一级（高级技师）：需更高工作年限（如一级需 19 年以上经验）或学历（硕士/博士）。

此条件根据不同省份、不同城市的规定可适当放宽考试条件，具体可咨询助教老师。

3. 考试内容与形式

考试分为理论知识和技能考核两部分。

- **理论知识：**涵盖营养学基础、人群营养、食品卫生等，题型为选择题。
- **技能考核：**侧重膳食评估、营养咨询等实操能力，需通过笔试或案例分析作答。
- **通过标准：**两科均需达到 60 分以上，部分高级别考试需综合评审。

4. 证书用途与价值

- **职业准入：**在医院、社区、食品企业等从事营养咨询、膳食管理等工作。

- **政策支持：** 符合《“健康中国 2030”规划纲要》要求，可申领人才补贴（如 1000 元技能补贴）。
- **个人发展：** 提升职场竞争力，适用于健康管理、餐饮、教育等行业；开展副业（如营养博主、私人顾问）或创业（社区健康工作室）。

5. 获取流程

（1）培训与报名：需通过备案机构完成培训，由机构代报名（无个人报名渠道）。

（2）考试时间：每年 3 月、6 月、9 月、12 月全国统考，报名截止时间为考前 1 个月。

（3）证书查询：

- 中国营养学会的证书，可通过“中国营养学会教育培训部”（https://www.cnsedu.net/skill/index）验证。
- 考取人力资源和社会保障部第三方培训等级证书，通过“技能人才评价工作网”（http://www.osta.org.cn）验证。

结语

公共营养师证书是健康产业的核心职业凭证，其价值体现在政策支持、市场需求及个人职业发展空间。尽管国家资格认证已取消，但第三方评价体系的建立使其含金量不减反增。有意向者需根据自身条件选择等级，通过系统培训和考试获取资质。

四、公共营养师证书考试机构介绍

公共营养师的考试机构，目前主要为中国营养学会和各个地方的人力资源和社会保障部第三方的考试认证机构，这两个发证机构被市场普遍认可。

1. 中华人民共和国国家卫生健康委员会

中华人民共和国国家卫生健康委员会（简称国家卫健委）是国务院组成部门，成立于 2018 年 3 月，前身为国家卫生和计划生育委员会。国家卫生健康委员会贯彻落实党中央关于卫生健康工作的方针政策和决策部署，在履行职责过程中坚持和加强党对卫生健康工作的集中统一领导。

- **中文名：** 中华人民共和国国家卫生健康委员会。
- **成立时间：** 2018 年 3 月 27 日。
- **性质：** 国务院组成部门。
- **行政级别：** 正部级。

2006 年公共营养师被纳入国家职业大典，2016 年退出职业资格目录后，转为由国家卫健委及行业协会主导的职业技能等级认证。

2020 年后，国家卫健委通过直属单位（如中国医学科学院）或授权第三方机构开展培训和考试。

2. 中国营养学会

（1）简介。

中国营养学会（Chinese Nutrition Society，CNS）是中国营养科技工作者和从事营养研究的科技、教学及设有营养研究机构的企事业单位自愿结成，并依法登记的全国性、学术性和非营利性的社会组织，是党和国家联系我国营养科技工作者的桥梁和纽带，是发展中国营养学科学技术事业的重要社会力量。中国营养学会的业务主管单位是中国科学技术协会，社团登记管理单位为中华人民共和国民政部。

中国营养学会始创于1945年，1950年并入中国生理学会，1981年复会成立中国生理科学会营养学会；1985年由中国科学技术协会正式批准成立中国营养学会（一级学会）；1984年加入国际营养科学联合会（IUNS），1985年加入亚洲营养学会联合会（FANS）；2023年9月成为亚洲营养学会联合会主席单位。

中国营养学会全国会员代表大会是本学会的最高权力机构，理事会是全国会员代表大会的执行机构，在闭会期间领导本会开展日常工作。学会理事长、副理事长、常务理事、理事均为中国营养科研单位、疾病预防控制系统和医学院校营养领域专家，均按照学会章程规定，经全国会员代表大会选举产生。学会下设秘书处、9个工作委员会、1个基金管理委员会，以及37个专业分会，现有会员84 000余名。

（2）中国营养学会主要业务范围。

举办营养科学和技术领域的学术交流活动；开展科普工作；开展营养科学领域的继续教育和技术培训；开展营养科学领域的国际学术交流与合作；依法编辑出版营养科学范畴的刊物、书籍和音像制品及网络宣传材料；承担政府委托职能及承办委托任务；维护会员的合法权益，反映营养科技工作者的意见与呼声；促进科学道德和学风建设；积极开展科技咨询服务、技术研发、技术转让，促进科技成果转化、推广营养科学技术成果；依法开展奖励表彰、成果鉴定和专业技术水平认证等工作；组织开展社会公益活动等。

（3）中国营养学会的宗旨。

坚持科学技术是第一生产力的思想，团结和动员全国营养科技工作者，遵守宪法、法律法规及国家政策，遵守社会道德风尚；促进营养科学技术的发展、普及和推广，促进科技人才的成长和提高，促进科学技术与经济建设的结合；反映会员及营养科学技术工作者的意见，维护其合法权益；为经济社会发展服务，为提高全民营养科学素质服务，为营养科学技术工作者服务，为促进我国营养科技事业的发展，提高人民健康水平而努力奋斗。

（以上信息摘自中国营养学会官方网站 https://www.cnsoc.org）

（4）中国营养学会的定义与核心职能。

中国营养学会是由中国营养科技工作者和从事营养研究的机构自愿组成的全国性、学术性、非营利性社会组织，成立于1945年，主管单位为中国科学技术协会，登记管理单位为中华人民共和国民政部。其宗旨是推动营养科学技术的进步与普及，促进公众健康，并服务于国家健康战略需求。

（5）中国营养学会的核心信息。

① 历史沿革。

- **1945年：**中国营养学会成立，初期主要开展基础营养学研究。
- **1950年：**并入中国生理学会，1981年复会并更名为中国生理科学会营养学会。
- **1985年：**正式获批成为国家一级学会，同年加入国际营养科学联合会（IUNS）和亚洲营养学会联合会（FANS）。
- **2023年：**成为亚洲营养学会联合会主席单位，提升国际影响力。

② 组织架构。

- **最高权力机构：**全国会员代表大会，每 4 年召开一次，负责制定章程、选举理事会等。
- **理事会：**由营养科研单位、医学院校及疾控系统的专家组成，（截止本书定稿时）现任理事长为杨月欣。
- **分支机构：**下设 37 个专业分会（如肿瘤营养管理分会、益生菌分会等）和 9 个工作委员会，覆盖营养学科全领域。

③ 主要业务。

a. 学术交流：举办国际会议（如亚洲营养科学峰会）及专题研讨会，推动学科发展。

b. 科普与教育：

- 编写《中国居民膳食指南》《防控新冠肺炎膳食读本》等权威资料。
- 开展营养指导员培训、继续教育项目及技能认证（如注册营养师）。

c. 政策与技术支撑：

- 牵头修订国家标准，如 2025 年发布的《预包装食品营养标签通则》。
- 承担政府委托任务，如制定营养科学共识和行业指南。

d. 国际合作：与俄罗斯、韩国等签署战略协议，推动国际营养科研合作。

④ 社会贡献。

- 通过发布《中国居民膳食营养素参考摄入量》（膳食营养素参考摄入量即 DRIs）等文件，为国民饮食提供科学依据。
- 在公共卫生事件中发挥专业作用，如新冠疫情期间发布膳食建议。
- 推动“三减”（减盐、减油、减糖）政策，助力健康中国建设。

⑤ 荣誉与激励。

- 设立“中国营养学会科学技术奖”，每两年评选一次，表彰营养领域的科研成果。
- 建立会士（FCNS）制度，激励优秀科技人员服务国家健康战略。

（6）中国营养学会证书。

主要为技能评价类证书，人社第三方认证考试为技能等级证书。

中国营养学会作为中国营养学科的核心组织，通过学术研究、科普教育、政策制定和国际协作，持续推动营养科学与公众健康的深度融合。其工作涵盖从基础研究到应用实践的完整链条，是连接政府、学术界和社会的桥梁，也是实现“健康中国 2030”目标的重要力量。

3. 人社第三方考试

（1）公共营养师人社第三方考试开考城市及注意事项。

根据最新政策，人社第三方公共营养师考试由各省份授权的第三方评价单位组织，开考城市因省份政策差异较大，具体需以当地公告为准。以下是综合搜索结果整理的核心信息。

（2）开考城市概况。

① 常规线下考点。

部分省份在省会或主要城市设立线下考场，例如：

- **已明确开考的城市：**广州、深圳、天津、重庆、武汉、哈尔滨、沈阳、长春、石家庄、太原、济南、郑州、长沙、南京、苏州、杭州、宁波、合肥、南昌、成都、昆明、兰州、西安、福州、贵阳、海口、南宁、乌鲁木齐等。

- **动态调整机制：**考点会根据报名人数灵活增减，例如若某城市报名人数不足，可能合并至邻近城市考试。

② 特殊线上考试。

- **北京、上海：**因当地未设立第三方评价单位，考生可选择线上居家考试（需满足设备监控要求）。

- **其他省份：**极少数省份（如个别偏远地区）允许线上考试，但需提前向机构确认。

（3）考试时间与形式。

① 时间安排。

- **各省差异明显：**部分省份一年考4次（季度制），如广东、江苏；部分省份一年仅2次（如云南、甘肃）；个别省份每月组织考试。

- **典型时间表：**3月、6月、9月、12月为全国高频考试月份，但具体日期由各省自定。

② 考试内容与题型。

- **理论+技能双科：**基础知识（单选、多选）+技能考核（简答、案例分析或实操），部分省份要求现场操作（如膳食配餐演示）。

- **通过标准：**两科均需达到60分以上，证书可于考试后1~2个月在人社部官网查询。

（4）报考注意事项。

① 报名限制。

- **无个人报名渠道：**必须通过人社备案的培训机构代报名。

- **社保要求：**部分省份（如浙江、山东）要求提供本省相关职业的社保缴纳证明（如报考三级要求10年社保、四级要求5年社保）。

② 跨省考试可行性。

允许异地报考，但需满足目标省份的报考条件（如社保或工作证明）。例如：非广东户籍考生需提供广东本地相关工作经验或社保记录才能报考广东考点。

（5）建议与总结。

① 查询方式。

- 联系当地人社部门或备案培训机构，获取最新考点列表及政策。
- 关注“技能人才评价工作网”（http://www.osta.org.cn）的公告。

② 优先选择省份：若所在省份未开考，可考虑邻近省份或线上考试（如北京、上海）。

③ 备考重点：无论考点如何，考试内容均以《公共营养师国家职业技能标准》为核心，需系统学习营养学基础、膳食指导等模块。

如需进一步确认具体城市的开考情况，建议通过高顿助教咨询。

五、备考规划

（一）公共营养师高效备考指南

1. 科学规划备考时间

（1）备考周期：建议用2~3个月集中复习，每天学习2~3小时。

（2）阶段划分：

- **基础阶段（1个月）：**通读教材，掌握核心概念（如基础营养、人群营养）。
- **强化阶段（1个月）：**结合题库练习，重点突破薄弱环节。
- **冲刺阶段（2周）：**模拟考试+错题复盘。

2. 核心教材与学习资源

（1）必读教材。

- 《中国营养师培训教材》（权威覆盖基础营养、食品卫生等）。
- 公共营养师《基础知识》《职业技能》（配套题库更佳）。

（2）辅助资料。

- 历年真题及解析（熟悉题型，如单选/多选/案例分析）。
- 在线课程或培训班（适合自学能力较弱者）。

3. 高效学习方法

（1）摘要学习法：每章学习后整理关键知识点（如营养素功能、膳食指南）。

（2）实践结合理论：

- 通过案例模拟膳食调查、食谱编制等技能操作。
- 参与社区营养活动积累实操经验。

（3）同步练习：每日做章节习题，标注错题并定期回顾。

4. 模拟考试与应试技巧

（1）全真模拟：考前至少完成3套模拟卷，限时训练（理论90分钟+技能60分钟）。

（2）题型应对：

- **理论部分：**重点记忆高频考点（如维生素缺乏症、膳食宝塔）。
- **技能部分：**掌握标准答题模板（如营养咨询流程、食谱计算）。

5. 心理与健康管理

（1）心态调整：避免焦虑，通过运动/冥想缓解压力。

（2）作息规律：保证睡眠，均衡饮食以维持高效学习状态。

6. 考试动态与报名须知

（1）考试时间：3月、6月、9月、12月。

（2）报名方式：通过人社备案机构集体报名（无个人通道）。

（3）行动建议：

- 立即制定每日学习计划，优先完成《中国营养师培训教材》精读。
- 通过系统复习+科学策略，备考效率可提升50%以上。预祝考试顺利！

（注：最新考试动态请以中国营养学会官网为准，中国营养学会官网网址为 https://www.cnsoc.org）

（二）公共营养师考试分值分布及备考指南

1. 考试分值分布

公共营养师考试分为理论知识和技能考核两科，每科满分100分，60分及格。

（1）理论知识（100分，90分钟）。

① 题型：单选题（60~70分）、多选题（30~40分）。

② 核心内容：

- **营养学基础（30 分）：** 营养素功能、代谢、能量需求等。
- **医学基础（20 分）：** 人体生理、常见疾病营养干预。
- **人群营养（30 分）：** 孕妇、儿童、老年人等特殊人群营养需求。
- **食品卫生与法规（20 分）：** 食品安全标准、营养标签解读等。

（2）技能考核（100 分，60 分钟）。

① 题型：案例分析（60 分）、论述题（40 分）。

② 核心内容：

- **膳食调查与评价（30 分）：** 24 小时回顾法、食谱分析。
- **营养咨询与干预（40 分）：** 慢性病膳食指导、个性化方案制定。
- **食品营养评价（30 分）：** 营养成分计算、强化食品设计。

2. 答题技巧

- **单选题：** 排除法+关键词定位（如“维生素 D 缺乏→佝偻病”）。
- **多选题：** 保守策略（不确定的选项不选）。
- **案例分析：** 分点作答，结合膳食指南［如《中国居民膳食指南（2022）》］。

3. 时间管理

- 每日学习 1~2 小时，周末集中攻克难点（如能量计算公式）。
- 考前调整作息，避免熬夜。

六、考前必看注意事项

（1）打印准考证，找出身份证，放在一起备用。

（2）准备考试演算用的笔，最好和准考证、身份证放在一起，比如用个文件袋装起来。

（3）查看所在考点地址、考场编号及座位号，有条件的最好提前一天去踩点，熟悉路线。来不及踩点的，至少在地图上查好出行路线，确定好出行工具，比如考虑好乘公交还是地铁，打车还是开车。计划开车的考生要提前给车充好电、加好油，不管选用哪种出行方式，都应提前预估好路上的时间，尽可能留出半小时左右的缓冲时间来应对突发情况。

（4）考试前一天晚上务必设置好闹钟。建议设置 2~3 个闹钟，避免响一次你还在“做梦”，然后将闹钟关掉的情况。

（5）考试开始 15 分钟后（也就是 9:15 后）就不能进考场了，所以大家务必提前安排好出行时间，宁早勿晚。

（6）考试开考前 30 分钟就可以进考场了，到了考点后要确认是否需要签到、存包等，提前做好准备。（以杭州人社为例，须先到考场楼栋的大厅签到、存包。包和手表等一律不准带入教室）

（7）如果考生携带了手表，也最好和包一起存起来，避免引起不必要的麻烦。考场通常配有时钟，监考老师也会提醒。

（8）根据自身需要准备水杯、纸巾。

（9）考试当天早饭一定要吃好，可以前一天晚上准备几样，早上根据心情选择。

（10）最后 2 天，建议考生浏览自己的错题集，重点关注一下各个人群的重要营养素数据就够了

（“混个眼熟”，一旦考到，有印象就能选对并得分），最重要的是好好休息，保持健康的身体状态！

（11）无论准备得如何，考前最重要的就是调整好心态、放松心情，不要焦虑！（焦虑容易导致头脑不清晰，甚至做错简单的题目）

祝大家逢考必过，考试顺利！

七、公共营养师最后一周复习冲刺建议

（1）学会营养师三级考试补充复习资料：一定要多看几遍，熟悉里面的内容。营养学会的膳食营养素推荐摄入量中，重点关注婴儿、孕妇及乳母、老人的相关数据；能量和营养成分含量声称的要求和条件也做到熟悉。

（2）此外，建议将自己模拟题及练习题中经常出错的知识点内容写在手机记事本里，有空就多多翻看，熟悉内容。

（3）考试时注意审题，看清题干是选包含的还是不包含的，是选对的还是选错的，是选对孕妇的影响还是对孩子的影响。也要注意排除干扰项，避免“踩坑”失分。以下有几个真题例子，供考生参考。

例 1： 孕妇锌缺乏的常见症状有（　　）。

A. 生长发育迟缓

B. 食欲不振

C. 毛发稀疏、发黄

D. 皮肤干燥

E. 指甲变脆

解析： 生长发育迟缓是胎儿、婴幼儿和儿童青少年锌缺乏的最主要和明显表现，而不是孕妇的缺锌表现。故选项 BCDE 正确。

例 2： 我国孕期体重轻，BMI 小于 $18.5kg/m^2$ 的孕妇，孕期总体重增加的适宜范围在（　　）kg。

A. 8~9

B. 12.5~18

C. 11~16

D. 6~6.8

解析： 注意题干要求是选“我国”的，选项 B 是美国医学研究院的推荐数据。故选项 C 正确。

例 3： 下列属于佝偻病临床表现的是（　　）。

A. 方颅

B. 肋骨串珠

C. 鸭步

D. 手足镯

E. 骨质疏松

解析： 佝偻病多见于婴幼儿，而鸭步和骨质疏松属于骨软化症的临床表现，是成人缺乏维 D 的症状。故选项 ABD 正确。

营养师教你科学饮食

助力儿童青少年生长发育的膳食指南

目录

第一章　概述

第一节　身高增长的基本原理

身高增长的核心是骨骼的纵向发育，主要通过骨骺板（生长板）的软骨细胞增殖、分化和骨化实现。这一过程受遗传、内分泌、营养和环境因素共同调控，其中营养是支撑骨骼发育的基础。以下从营养学角度分层次解析其原理。

一、骨骼生长的生物学机制

1. 骨骺板的作用

长骨两端存在骨骺板（生长板），软骨细胞在此不断分裂、成熟并钙化为骨组织。青春期前，生长板保持活跃状态，青春期结束时逐渐闭合，身高停止增长。

- **关键阶段：**胎儿期（骨骼雏形形成）、婴儿期（快速骨矿化）、青春期（生长冲刺）。

2. 激素调控

- **生长激素（GH）：**刺激肝脏产生胰岛素样生长因子-1（IGF-1），直接促进软骨细胞增殖。
- **甲状腺激素：**调控基础代谢和骨骼成熟速度。
- **性激素：**青春期雌激素和睾酮加速生长板闭合，但初期促进生长冲刺。

二、营养素的协同作用

（1）以下六大营养素是骨骼生长的“建筑材料”与“催化剂”：

营养素	核心作用	推荐摄入量（青少年）	缺乏后果
蛋白质	构成骨基质胶原蛋白	1.2~1.6g/kg 体重/天	骨密度降低，生长迟缓
钙	骨骼矿物质化（占骨重 99%）	1000~1300mg/天	佝偻病、骨质疏松风险
维生素 D	促进肠道钙吸收，调节骨代谢	600~800IU/天	钙吸收率下降 50%+
锌	参与 DNA 合成，促进生长激素分泌	8~11mg/天	生长板活性抑制
维生素 A	调控软骨细胞分化与骨重塑	600~900μg RAE/天	骨畸形风险增加
铁	支持血红蛋白携氧，保障细胞能量代谢	8~15mg/天（男/女）	生长迟缓，认知功能下降

（2）协同效应示例：

- **维生素 D：**维生素 D 通过激活肠道钙结合蛋白（calbindin）提高钙吸收率（从 30% 升至 60%~80%）。
- **蛋白质+锌：**锌是蛋白质合成的辅酶，缺乏时即使高蛋白饮食，利用率仍低下。

三、关键发育阶段的营养需求

1. 胎儿期

- **窗口期效应：**孕中晚期（13~40 周）是胎儿骨骼矿化高峰期，需母体每日额外补充 200mg 钙（总量 1000mg）。
- **叶酸与神经管发育：**叶酸缺乏可导致脊柱裂等畸形，间接影响身高潜力（孕前 3 个月需补充 400μg/天）。

2. 婴儿期（0~1 岁）

- **母乳喂养优势：**母乳钙磷比例（2∶1）最利于吸收，配合维生素 D 滴剂（400IU/天）可预防佝偻病。
- **辅食添加：**6 月龄后逐步引入高钙食物（如酸奶、豆腐），避免缺铁性贫血（影响生长激素分泌）。

3. 青春期（10~18 岁）

- **钙需求峰值：**每日需 1300mg 钙（相当于 4 杯牛奶），但中国青少年实际摄入量仅为推荐量的 40%（《中国居民营养调查报告》）。
- **蛋白质分配：**每餐 20~30g 优质蛋白（如鸡蛋、瘦肉），刺激 IGF-1 分泌。

四、营养干预的科学依据

1. 临床研究支持

- **补钙实验：**对钙摄入不足的青少年补充钙剂（500mg/天），6 个月后身高增速提高 0.5cm/年（《新英格兰医学杂志》）。
- **维生素 D 与骨密度：**血清 25（OH）D 水平≥30ng/ml 的青少年，骨密度比不足者高 12%（WHO 全球数据库）。

2. 饮食模式推荐

- **地中海饮食：**富含鱼类、橄榄油、乳制品，可提供全面骨骼营养素，降低早发性生长停滞风险。
- **避免高盐饮食：**钠摄入过多可增加尿钙排泄（每摄入 2300mg 钠，钙流失 40~60mg）。

五、遗传与营养的交互作用

遗传决定身高潜力的 70%，但营养可最大化基因表达：

- **案例：**父母平均身高 160cm 的儿童，通过优化营养（钙+蛋白+维生素 D 充足），成年身高可比预测值高 3~5cm（《柳叶刀》子刊研究）。
- **限速因素：**营养不足时，遗传潜力无法完全释放，表现为“生长代偿滞后”。

结语

身高增长是营养供给与生物调控的动态平衡过程。科学的膳食策略需结合发育阶段、个体差异及营养素协同作用，通过“钙-D-蛋白铁锌”组合拳，激活生长板活性，突破遗传限制。家长应定期监测儿童骨龄与营养状况，避免单一营养素过量或不足，为身高增长提供持续动力。

第二节 饮食对身高增长的重要性

一、营养素的“建筑材料”作用

1. 蛋白质——骨骼与软组织的构建基础

- **胶原蛋白：** 占骨基质的90%，是骨骼弹性和韧性的来源。优质蛋白（如乳清蛋白、鱼肉、豆类）提供必需氨基酸，促进软骨细胞分裂。
- **数据支持：** 青春期每日蛋白质摄入量≥1.2g/kg体重的青少年，身高增速比不足者快15%（《美国临床营养学杂志》）。

2. 钙与磷——骨骼矿化的核心成分

- 钙是骨骼矿物质的主要成分（占骨重99%），磷与钙结合形成羟基磷灰石晶体，增强骨密度。
- **协同效应：** 钙磷比（2∶1）的饮食（如牛奶）可最大化吸收率，比例失衡（如碳酸饮料）则抑制钙利用。

3. 维生素D——钙吸收的“金钥匙”

- 维生素D激活肠道钙结合蛋白，将钙吸收率从30%提升至60%~80%。
- **实践建议：** 每日晒太阳15分钟（紫外线B波段）可合成80%所需维生素D，剩余通过食物（三文鱼、蛋黄）补充。

二、微量元素的催化与调控作用

1. 锌——生长激素的“启动器”

- 锌参与DNA合成和生长激素（GH）分泌，缺乏可导致生长板活性降低。
- **案例：** 缺锌儿童补充锌剂（10mg/天）6个月后，身高增速提高0.8cm/年（WHO研究）。

2. 铁——携氧与能量代谢的保障

- 铁是血红蛋白的核心成分，缺铁性贫血会减少组织供氧，抑制生长激素分泌。
- **数据警示：** 贫血青少年身高较正常同龄人平均低2~3cm。

3. 维生素A——软骨细胞分化的“指挥家”

- 维生素A调节软骨细胞成熟与骨重塑，缺乏可导致骨畸形（如长骨缩短）。

三、饮食模式的综合影响

1. 地中海饮食——全面营养的典范

- 以鱼类（ω-3）、橄榄油（单不饱和脂肪）、乳制品（钙）和全谷物（B族维生素）为主的饮食模式，可提供骨骼发育所需的全面营养。
- **研究证据：** 地中海饮食地区青少年平均身高比高糖饮食地区高4~5cm（《欧洲临床营养学杂志》）。

2. 高糖高盐饮食——隐形的生长抑制

- **含糖饮料：** 每摄入35g糖（1罐可乐），尿钙排泄量增加20mg，长期导致钙流失。

• **高盐饮食：** 钠摄入过量（>5g/天）会竞争性抑制钙吸收，降低骨密度。

四、关键发育阶段的饮食策略

1. 胎儿期——母体营养决定先天潜力

• 孕期钙摄入不足（<800mg/天）的孕妇，胎儿出生后骨矿含量降低 10%～15%，影响成年身高。

• **关键窗口：** 孕中期（13～27 周）是胎儿骨骼矿化高峰期，需每日额外补充 200mg 钙+400IU 维生素 D。

2. 婴儿期（0～1 岁）——母乳与辅食的科学搭配

• **母乳优势：** 母乳钙磷比例（2∶1）最易吸收，配合维生素 D 滴剂（400IU/天）可预防佝偻病。

• **辅食添加：** 6 月龄后引入高铁食物（如强化米粉、瘦肉泥），避免缺铁性贫血影响生长。

3. 青春期——营养需求的“冲刺期”

• **钙需求峰值：** 每日需 1300mg 钙（约 4 杯牛奶），但中国青少年实际摄入量仅为推荐量的 40%。

• **蛋白质分配：** 每餐 20～30g 优质蛋白（如鸡蛋、豆腐）可刺激胰岛素样生长因子-1（IGF-1）分泌，加速骨生长。

五、饮食干预的实证效果

1. 补钙实验

对钙摄入不足的青少年补充钙剂（500mg/天），6 个月后身高增速提高 0.5cm/年（《新英格兰医学杂志》）。

2. 维生素 D 干预

血清 25（OH）D 水平≥30ng/ml 的青少年，骨密度比不足者高 12%（WHO 全球数据库）。

3. 综合营养计划

日本“学校供餐计划”实施后，青少年平均身高增长 10cm（1950—2000 年），印证营养改善的长期效应。

结语

饮食对身高增长的影响贯穿生命全周期，既是骨骼发育的“建筑材料”，也是生长调控的“信号开关”。科学的膳食策略需注重营养素的协同作用（如钙+D、蛋白+锌），避免单一补充或过量摄入。通过优化饮食结构、规避营养陷阱，可最大限度释放遗传潜力，为身高增长提供持续动力。

*本册除介绍青少年生长发育的膳食指南外，还额外补充了老人、孕妇等其他特殊人群的膳食指南供各位读者参考。

第二章　营养基础与身高增长

第一节　蛋白质：构建身体的基础

一、优质蛋白质来源

从营养学角度来看，优质蛋白质是指含有人体所需全部 9 种必需氨基酸（且比例适宜）、生物价高、易于被人体吸收利用的蛋白质，以下是其主要来源及科学依据。

（一）动物性优质蛋白

1. 红肉与白肉

- **牛羊肉：**每 100g 瘦牛肉含 26g 蛋白质，锌、铁含量丰富；但需控制饱和脂肪摄入量，建议每日红肉不超过 50g。
- **禽类：**鸡胸肉蛋白质含量达 31g/100g，脂肪含量仅为 5%，推荐采用蒸煮方式减少脂质氧化产物生成。

2. 鱼类与海鲜

- 三文鱼、鲭鱼等富含 ω-3 脂肪酸（EPA/DHA），每 100g 约含 20~25g 蛋白质，具有抗炎特性。
- 虾类（如对虾）蛋白质含量高达 24g/100g，且低胆固醇，适合心血管健康人群。

3. 蛋类

- 鸡蛋生物价（BV＝94）居食物之首，每个鸡蛋提供 6g 优质蛋白及胆碱（合成乙酰胆碱的前体）。研究显示，每日吃 1~2 个鸡蛋不会显著增加心血管风险。

4. 乳制品

- 无脂牛奶（3.3g/100ml）、希腊酸奶（10g/100g）不仅提供酪蛋白和乳清蛋白，还含钙、维生素 D 促进骨骼健康。
- 奶酪中蛋白质浓度更高（如切达奶酪 25g/100g），但需注意钠含量控制。

（二）植物性优质蛋白

1. 大豆类

- 黄豆蛋白质含量 35g/100g，完全蛋白且含异黄酮等活性物质。发酵产品如纳豆可提高蛋白质利用率至 80%以上。

2. 谷物豆类互补

- 藜麦（4.4g/100g）含全部必需氨基酸，尤其富含赖氨酸；与米饭（大米赖氨酸缺乏）按 1∶1 混合可使蛋白质利用率提升 30%。
- 豆类（如鹰嘴豆）与谷物搭配形成互补作用，如印度传统饮食中的豆粥“khichdi”。

3. 新型植物蛋白

- 豌豆蛋白（分离纯化后 BV=89）：需与其他蛋白源混合使用达到完整氨基酸谱。
- 微藻蛋白（螺旋藻）：含 β-胡萝卜素、叶绿素等营养素，蛋白质含量可达 60%~70%。

（三）特殊人群需求

1. 健身人群

建议每日蛋白摄入 1.2~2.0g/kg 体重，分次摄入（每餐 20~40g）可最大化肌肉合成效率。

2. 老年人

须提高蛋白质生物利用度，建议增加乳清蛋白（快消化）与酪蛋白（缓释）的组合摄入。

3. 素食者

通过豆类+谷物、坚果+种子等多样化搭配满足需求，必要时补充强化食品。

（四）注意事项

1. 加工肉类风险

火腿、培根等含亚硝胺类物质，WHO 将其列为 2A 类致癌物，建议每日红肉加工制品不超过 50g。

2. 蛋白质过量

长期超量（>3.5g/kg/d）可能加重肾脏代谢负担，尿氮排出增加 3~4 倍。

3. 烹饪方式

高温煎炸会使蛋白质变性产生丙烯酰胺等有害物质，推荐水煮、清蒸等方式。

结语

优质蛋白质应注重来源多样性，结合动物性与植物性蛋白的优势。建议普通成人每日摄入 65~80g 优质蛋白，占总热量的 10%~15%，并根据个体健康状况、活动量及代谢特征进行调整。通过科学搭配饮食，既能满足营养需求，又能降低慢性病风险。

二、蛋白质摄入建议

（一）基础摄入量

1. 成人每日推荐量

- **普通成年人：** 0.8~1.0g/(kg·d)（例如，70kg 成人需 56~70g 蛋白质）。
- **WHO 建议：** 至少 50%来自优质蛋白（如动物性蛋白、大豆蛋白）。

2. 特殊人群调整

- **健身/增肌人群：** 1.2~2.0g/（kg·d），分 4~5 次摄入（每次 20~40g）。
- **孕妇/哺乳期女性：** 额外增加 10~20g/天［如孕中期后 1.1g/(kg·d)］。
- **老年人：** 1.0~1.2g/（kg·d），注重优质蛋白占比（如乳清蛋白+酪蛋白组合）。

（二）分配原则

1. 均匀分布

每餐摄入 15~30g 优质蛋白（如早餐 2 个鸡蛋+牛奶≈18g，午餐 100g 鸡胸肉≈31g）。

2. 运动后黄金窗口

训练后 30~60 分钟内补充 20~30g 蛋白质（如乳清蛋白粉或希腊酸奶），可提升肌肉合成率 20%~30%。

（三）食物选择策略

1. 优先动物性蛋白

- **性价比高：** 鸡蛋（生物价最高）、鱼类（富含 ω-3 脂肪酸）、鸡胸肉（低脂高蛋白）。
- **限制红肉加工品：** 每日红肉≤50g，加工肉类（如培根）≤50g，降低结直肠癌风险。

2. 巧用植物性蛋白

- **大豆类为主力：** 每日摄入 30~50g 干大豆（约 100g 豆腐或 300ml 豆浆），提供完全蛋白。
- **谷豆互补：** 如藜麦+鹰嘴豆（赖氨酸互补），蛋白质利用率提升 30%。

3. 创新蛋白来源

- **豌豆蛋白/藻类蛋白：** 需混合多种来源补全氨基酸（如豌豆蛋白+大米）。

（四）风险控制

1. 避免过量

- 长期超量［3.5g/（kg・d）］可能加重肾脏负担，尿氮排出增加 3~4 倍。
- 蛋白质代谢产物（如尿素）需经肾脏排泄，肾病患者需遵医嘱调整。

2. 烹饪方式优化

- 减少高温煎炸（产生丙烯酰胺），推荐水煮、蒸烤或低温慢煮。
- 生食风险：未熟肉类（如溏心蛋）可能存在沙门氏菌污染，需彻底加热。

（五）实践示例（70kg 成人）

餐次	蛋白质来源	蛋白质量（g）
早餐	水煮蛋×2+无糖豆浆 200ml	16
午餐	清蒸鲈鱼 150g+杂粮饭 1 碗	25
加餐	希腊酸奶 100g+杏仁 10 颗	12
晚餐	香煎鸡胸肉 120g+蒸西兰花	37
总计	—	90

（六）科学依据

1. 肌肉合成窗口期

每餐蛋白质摄入≥20g 可触发肌肉蛋白合成（MPS）最大效应。

2. 氮平衡理论

正氮平衡（摄入>排出）是增肌关键，需通过膳食精准调控。

3. 慢性病预防

高蛋白饮食［1.2~1.6g/（kg・d）］可降低 2 型糖尿病风险达 30%（《美国临床营养学杂志》）。

结语

蛋白质摄入需结合个体差异（年龄、活动量、健康状态），遵循“总量达标、优质为主、均匀分配”原则，并通过多样化食物组合实现营养均衡。建议定期进行体成分分析，动态调整摄入方案。

第二节　钙：骨骼健康的基石

一、富含钙的食物

钙是维持骨骼健康、神经传导、肌肉收缩等重要生理功能的必需矿物质。成年人每日钙推荐摄入量为**800~1000mg**（《中国居民膳食指南》），不同人群需求略有差异（如孕妇/哺乳期 1200mg/天，老年人 1000mg/天）。以下为常见的高钙食物分类及科学依据。

(一) 动物性高钙食物

1. 乳制品（钙含量最高且易吸收）

- **牛奶：**100ml 全脂牛奶含钙约 120mg，乳清蛋白和酪蛋白协同促进钙吸收。
- **酸奶：**无糖希腊酸奶（100g）含钙 150mg，含益生菌有益肠道健康。
- **奶酪：**切达奶酪（30g）约含 300mg 钙，但需注意钠含量（每日建议≤50g 奶酪）。

2. 鱼类与海鲜

- **三文鱼/沙丁鱼：**带骨鱼类含钙量高（如沙丁鱼罐头 100g 含 240mg），同时提供维生素 D。
- **虾皮：**每 100g 虾皮含钙 991mg，但胆固醇较高，建议少量食用（如调味用）。

3. 蛋类

- **鸡蛋：**蛋黄含钙约 5mg/g，但生物利用率较低（需搭配维生素 D）。

(二) 植物性高钙食物

1. 绿叶蔬菜（须注意草酸影响吸收）

- **羽衣甘蓝：**煮熟后 100g 含钙约 179mg，维生素 K 含量高（促进钙沉积于骨骼）。
- **芥菜/小白菜：**生芥菜 100g 含钙 150mg，建议焯水去除草酸。
- **菠菜：**虽含钙 199mg/100g，但草酸干扰吸收率（可先焯水）。

2. 豆制品（需发酵提高利用率）

- **豆腐：**卤水豆腐（100g）含钙 138mg，卤水豆腐因含石膏钙含量更高。
- **豆浆：**未强化豆浆每 100ml 仅含 10mg 钙，建议选择强化版（其含钙量≈牛奶的含钙量）。
- **纳豆：**发酵后钙利用率达 80%，且含维生素 K2（优化钙利用）。

3. 坚果与种子

- **杏仁：**30g 杏仁含钙 75mg，但热量较高（每日建议≤20g）。
- **芝麻：**黑芝麻 100g 含钙 1170mg，可撒入粥或酸奶中食用。

4. 其他植物性来源

- **黑木耳：**干木耳 100g 含钙 247mg，需充分泡发并搭配维生素 D。
- **强化食品：**强化钙的酱油、面粉、饮品（如橙汁）可辅助补钙。

(三) 科学补钙策略

1. 促进吸收的因素

- **维生素 D：**日晒（每天 15~30 分钟）或食用深海鱼、蛋黄可提升钙吸收率 30%~40%。
- **镁与钾：**绿叶蔬菜中的镁（如菠菜）、香蕉中的钾有助于维持钙在骨骼中沉积。

2. 避免抑制吸收的因素

- **草酸**：菠菜、竹笋等焯水后可减少草酸含量。
- **咖啡因**：过量咖啡（>3 杯/天）可能增加尿钙流失，建议适量饮用。
- **高盐饮食**：钠摄入过多会促使钙经尿液排出，建议每日盐摄入量≤5g。

3. 特殊人群建议

- **儿童/青少年**：每日保证 500ml 牛奶+适量奶酪，促进骨骼发育。
- **绝经后女性**：钙摄入量需≥1200mg/天，必要时联合维生素 D3 和雌激素治疗。
- **素食者**：通过豆类+谷物互补、强化食品满足需求（如豆腐+杏仁）。

（四）补钙误区澄清

1. “喝骨头汤能补钙”（×）

骨头汤钙含量低（100ml 约含 10mg），且脂肪和嘌呤含量高。

2. “吃钙片越多越好”（×）

过量补钙（>2000mg/天）可能增加肾结石风险，需遵医嘱服用。

3. “只吃高钙食物即可”（×）

钙吸收依赖维生素 D、镁等营养素，需均衡饮食。

（五）实践示例（每日钙摄入约 1000mg）

食物	份量	钙含量（mg）
无糖酸奶（200ml）	1 杯	250
蒸北豆腐（100g）	半块	138
清炒芥菜（200g）	1 盘	150
杏仁（15g）	一小把	50
晒太阳（15 分钟）	—	促进维生素 D 合成

结语

补钙需注重**食物多样性**和**吸收效率**，优先选择乳制品、绿叶蔬菜和豆制品，结合维生素 D 和适量运动（如负重训练）才能达到最佳效果。对于严重缺钙者（如骨质疏松患者），建议在医生指导下使用钙剂和活性维生素 D3。

二、钙的吸收与利用

（一）钙的吸收机制

钙主要通过**小肠**吸收，分为两种方式：

1. 主动转运（依赖维生素 D）

- **关键步骤**：维生素 D 在肝脏和肾脏转化为 **1,25-二羟维生素 D3** [**1,25（OH）$_2$D$_3$**]，促进肠道细胞膜上的**钙结合蛋白（CALB）**合成。
- **效率**：主动转运可吸收 **30%~40%**的膳食钙（如牛奶中的钙）。

2. 被动扩散

- 当肠道内游离钙浓度升高时（如大量摄入钙），通过浓度梯度直接进入细胞。
- **效率**：约 **5%~10%**，受肠道 pH 值影响（酸性环境促进吸收）。

（二）影响钙吸收的关键因素

1. 促进因素

（1）维生素 D。

- 缺乏维生素 D 时，钙吸收率可降至 **10%~15%**，甚至引发**低血钙症**。
- **日晒**：每天 15~30 分钟日照（裸露前臂）可合成足够的维生素 D3。

（2）氨基酸与脂肪。

- 某些氨基酸（如赖氨酸、色氨酸）能与钙形成可溶性复合物，提高吸收率。
- 中链脂肪酸（如椰油中的脂肪酸）可促进胆汁分泌，帮助钙溶解。

（3）适量运动。

- 运动刺激骨骼细胞活性，促进钙沉积（如负重训练可增加骨密度）。

2. 抑制因素

（1）草酸与植酸。

- **草酸**（菠菜、竹笋）与钙结合形成**草酸钙**，降低吸收率（焯水可去除大部分草酸）。
- **植酸**（谷物、豆类）与钙结合为不溶性复合物，需通过发酵（如纳豆）或发芽降低其含量。

（2）高钠饮食。

- 每日钠摄入量每增加 **500mg**，尿钙排泄量增加约 **1mg**（长期高盐导致钙流失）。

（3）药物与毒素。

- 长期使用糖皮质激素、抗癫痫药（如苯妥英钠）会抑制钙吸收。

（三）钙的利用与储存

1. 骨骼矿化

- **成骨作用**：钙与磷结合形成羟基磷灰石［$Ca_5(PO_4)_3(OH)$］，沉积于骨基质。
- **骨重建周期**：破骨细胞分解旧骨（约 10%年更新率），成骨细胞合成新骨，需维生素 D、镁、钾协同。

2. 细胞功能

- **信号传导**：钙作为第二信使调节肌肉收缩、神经兴奋性（如心脏节律）。
- **凝血功能**：参与血小板激活和凝血酶原转化为凝血酶。

3. 血钙调控

- **甲状旁腺激素（PTH）**：血钙降低时，PTH 分泌增加，促进骨钙释放和肾小管重吸收。
- **降钙素（CT）**：血钙升高时抑制骨吸收，促进钙排泄。

（四）提高钙利用率的科学策略

1. 营养素协同

- **维生素 D**：每日补充 **800~1000IU** 可提升钙吸收率 **30%~40%**。
- **镁**：镁缺乏时钙沉积异常（如肾结石），建议每日摄入 **300~400mg**（如南瓜子、菠菜）。
- **维生素 K2**：引导钙进入骨骼而非血管壁，预防动脉钙化（纳豆、发酵食品富含 K2）。

2. 饮食优化

- **分次摄入**：单次钙摄入量超过 **500mg** 会降低吸收率，建议分餐食用。
- **避免空腹**：与食物同服可延长钙在肠道停留时间。

3. 生活方式干预

- **戒烟限酒**：吸烟增加骨密度下降风险，酒精抑制成骨细胞活性。
- **负重训练**：每周 3 次抗阻运动（如深蹲、跳绳）可提高骨矿含量。

（五）特殊人群钙代谢特点

1. 老年人

肠道钙吸收率随年龄增长每年下降 **1%~2%**，需额外补充活性维生素 D3（如阿法骨化醇）。

2. 绝经后女性

雌激素水平下降导致破骨活性增强，建议每日钙摄入 **1200mg**+维生素 D3 **800IU**。

3. 素食者

需通过豆类、绿叶蔬菜和强化食品（如钙强化豆浆）满足需求，注意避免草酸干扰。

（六）常见误区与科学建议

误区	真相	建议
喝牛奶能补钙，越多越好	过量摄入（>1500ml/天）可能引发肾结石	成人每日奶制品≤500ml
吃钙片就能强健骨骼	缺乏维生素 D 时补钙效果差	补钙需同步补充维生素 D 和适量运动
老年人无须补钙	骨质疏松风险随年龄上升，需加强监测	定期骨密度检查，遵医嘱用药

结语

钙的有效利用依赖于**摄入量、吸收率、生物利用率**三者的平衡。通过优化饮食结构、补充关键营养素（如维生素 D）、调整生活方式，可最大化钙的生理功能，预防骨质疏松等慢性疾病。对于存在吸收障碍或代谢异常的人群，建议咨询专业营养师或医生制定个性化方案。

第三节 维生素 D：促进钙吸收的关键

一、维生素 D 的来源

维生素 D（Vitamin D）是一种脂溶性维生素，具有**促进钙磷代谢、维持骨骼健康、调节免疫功能**等重要作用。人体可通过**天然食物、强化食品、阳光照射**以及**补充剂**获取维生素 D。以下是其主要来源的科学解析。

（一）天然食物来源

1. 动物性食物

（1）深海鱼类。

- **三文鱼/鲭鱼**：每 100g 含维生素 D 约 **12~15μg**（国际单位，IU），是天然食物中含量最高的来源之一。

- **沙丁鱼/金枪鱼：**罐装沙丁鱼（含油）每100g约含**25μg**。
- **鱼肝油：**浓缩来源，每汤匙（15ml）可提供**1360IU**（约34μg），但需控制摄入量以防过量。

（2）蛋类与内脏。

- **鸡蛋：**蛋黄中含维生素D约**5μg/个**，但生物利用率较低（需搭配脂肪）。
- **动物肝脏：**每100g猪肝约含**1μg**，过量食用可能增加胆固醇摄入。

2. 植物性食物

（1）真菌类。

- **紫外线照射的蘑菇：**平菇、香菇等在光照后维生素D2含量显著提升（如100g可含**10~20μg**）。
- **酵母提取物：**强化食品中常用其作为植物性维生素D来源。

（2）藻类。

- **海藻/红藻：**某些品种（如**porphyra**）富含维生素D2，常见于亚洲传统饮食。

（二）强化食品

为弥补天然食物不足，许多国家将维生素D添加到日常食品中：

1. 乳制品

- 强化牛奶：每100ml约含**2~4μg**（IU=40），常见于北美和北欧。
- 强化酸奶、奶酪：部分产品会额外添加维生素D3。

2. 植物基饮品

- 强化杏仁奶、燕麦奶：每240ml约含**2~3μg**，适合素食者和乳糖不耐受人群。

3. 谷物与零食

- 强化麦片、全麦面包：每份约含**2~5μg**。
- 营养棒、能量球：常添加维生素D3以提升营养价值。

（三）阳光照射（人体合成）

1. 皮肤合成机制

人体表皮细胞在紫外线B（UVB，波长290~315nm）照射下，可将**7-脱氢胆固醇**转化为**维生素D3**，这是最经济的天然来源。

2. 合成效率

- 每周2~3次暴露双臂和面部于阳光下**10~15分钟**（夏季正午），可合成足够维生素D（约**10~15μg/天**）。
- 深肤色、老年皮肤合成能力下降约**30%~50%**。

3. 影响因素

- **地理位置：**纬度高于40°的地区（如中国北方）冬季阳光不足。
- **防晒措施：**SPF≥30的防晒霜会阻挡90%以上UVB，需权衡防晒与维生素D合成的关系。

（四）补充剂

1. 适用人群

- **老年人：**皮肤合成能力下降，建议每日补充**800~1000IU**。

- **深肤色人群：**黑色素减少 UVB 穿透，需额外补充。
- **室内工作者/长期卧床者：**光照不足时需依赖补充剂。
- **特殊人群：**孕妇、哺乳期女性（需遵医嘱）。

2. 补充形式

- **维生素 D3（胆钙化醇）：**生物活性高，优于 D2（麦角钙化醇）。

3. 剂量建议

- 普通成人：每日 **400~800IU**（约 10~20μg）。
- 高风险人群：可短期补充 **2000~4000IU/天**，但需监测血钙水平以防中毒。

（五）关键注意事项

1. 过量风险

- 维生素 D 毒性症状包括**高钙血症、肾结石**，长期过量摄入（>5000IU/天）可能增加健康风险。

2. 食物与补充剂的协同

- 脂肪类食物（如坚果、橄榄油）可提高维生素 D 的生物利用率，因其为脂溶性。

3. 检测与评估

- 血清 **25-羟维生素 D3** 是评价营养状况的金标准，正常范围为 **20~50ng/mL**（约 50~125μg/L）。

（六）实践示例（每日维生素 D 摄入约 600IU）

来源	份量	维生素 D 含量（IU）
三文鱼（100g）	1 份	120
强化牛奶（250ml）	1 杯	100
阳光照射（15 分钟）	裸露双臂	1000（夏季）
蛋黄（2 个）	2 个	80
总计	—	1300IU

结语

维生素 D 的获取需结合**饮食多样性、适度日晒**及必要时的补充剂。对于无法通过天然途径满足需求的人群（如老年人、深肤色者），建议在医生指导下进行个性化补充，以维持骨骼健康和免疫功能。

二、阳光与维生素 D

阳光与维生素 D 的关系是人体通过自然光合成关键营养素的经典案例。

（一）阳光如何合成维生素 D

1. 核心反应

人体皮肤中的 **7-脱氢胆固醇**在**紫外线 B（UVB，波长 290~315nm）**照射下，经光解反应生成**维生素 D3（胆钙化醇）**，随后在肝脏和肾脏转化为活性形式 **1，25-二羟维生素 D3［1，25（OH）$_2$D$_3$］**，调控钙磷代谢和免疫功能。

2. 合成效率

- **理想条件：**夏季正午（UVB 最强），裸露双臂/小腿 **10~15 分钟**可合成 **10000~20000IU 维生素 D3**（约 250~500μg）。
- **季节差异：**冬季北纬 30°以北地区阳光不足，紫外线强度下降 50%~70%，合成量锐减。

（二）影响阳光合成的关键因素

因素	影响机制	典型表现
肤色	深色黑色素吸收更多 UVB，减少维生素 D 合成（深肤色人群需 2~3 倍日晒时间）	非洲裔人群维生素 D 缺乏率更高
年龄	70 岁以上老人皮肤合成能力下降 30%~50%	老年人易因日照不足导致骨密度下降
地理纬度	纬度>40°地区（如中国北方）全年 UVB 不足，冬季几乎无法合成维生素 D	北方居民骨质疏松风险显著增加
衣物/防晒	防晒霜（SPF≥30）阻挡 90% UVB，深衣/玻璃窗阻隔紫外线	城市白领维生素 D 缺乏普遍

（三）维生素 D 的生理功能

1. 骨骼健康

- 促进肠道钙吸收（提升 **30%~40%**效率）。
- 调控破骨细胞活性，维持骨密度（缺乏时骨转换率增加 **2~3 倍**）。

2. 免疫调节

- 维生素 D 受体广泛存在于免疫细胞（如 T 细胞、B 细胞），缺乏时易引发**自身免疫性疾病**（如多发性硬化症）。

3. 细胞分化与代谢

- 抑制癌细胞增殖（如乳腺癌、前列腺癌），调节胰岛素分泌（降低 2 型糖尿病风险）。

（四）科学晒太阳指南

1. 最佳时段

- **上午 10：00—12：00** 或**下午 14：00—16：00**（UVB 强度最高，避开正午强紫外线）。

2. 暴露部位

- 尽可能暴露**躯干、手臂、腿部**（占皮肤表面积的 **40%~50%**可最大化合成）。

3. 时长建议

- **浅肤色人群：**夏季每日 **5~10 分钟**，冬季 **20~30 分钟**。
- **深肤色人群：**需延长至 **30~60 分钟**（需避免晒伤）。

4. 安全提示

- **避免晒伤：**当皮肤出现红肿或灼热感时立即停止。
- **敏感人群：**白癜风患者、光敏性疾病患者需谨慎日晒。

（五）替代方案：饮食与补充剂

1. 天然食物（每日仅能提供 10%~20%需求）

- 深海鱼类（三文鱼、鲭鱼）、鱼肝油、强化乳制品、蛋黄。

2. 强化食品

- 强化牛奶、豆浆、酸奶、人造黄油。

3. 补充剂选择

- **维生素 D3（优于维生素 D2）**：建议剂量 **400~800IU/天**（北方冬季或老年人可增至 **1000~2000IU**）。
- **检测依据**：血清 **25-羟维生素 D3** 水平应维持在 **30ng/mL（≥75μg/L）** 以上。

（六）特殊人群注意事项

1. 婴幼儿

- 建议**出生后数日**开始户外活动，避免隔着玻璃晒太阳（紫外线无法穿透）。

2. 孕妇/哺乳期女性

- 维生素 D 缺乏可能影响胎儿骨骼发育，需额外补充 **600~800IU/天**。

3. 慢性病患者

- 肾功能不全者需在医生指导下调整剂量，避免高钙血症。

（七）常见误区与科学观点

误区	真相	纠正建议
晒太阳越多越好	过量紫外线增加皮肤癌风险（基底细胞癌风险提高 **2~3 倍**）	遵循安全时长，避免长时间暴晒
阴天/室内无法合成维生素 D	云层厚度<8mm 时，UVB 仍可穿透；室内玻璃窗阻挡 90%以上 UVB	阴天可通过短时间暴露（如 10 分钟）
喝牛奶就能补够维生素 D	普通牛奶仅含 **4~6IU/100ml**，无法满足每日需求	需结合日晒或强化食品

结语

阳光是维持维生素 D 水平的天然且高效途径，但其有效性受多种因素制约。通过科学晒太阳、合理饮食及必要时的补充剂，可有效预防维生素 D 缺乏及相关慢性疾病（如骨质疏松、糖尿病）。对于高危人群，定期检测血维生素 D 水平并制定个性化方案是关键。

第四节　其他重要营养素：锌、铁、维生素 A 等

一、各自的作用与来源

（一）锌（Zinc）

1. 作用

（1）免疫调节。

- 参与 T 细胞、B 细胞分化，增强免疫应答（如缩短感冒病程）。
- 缺乏时易引发反复感染（如腹泻、肺炎）。

（2）生长发育与修复。

- 促进儿童身高、智力发育，加速伤口愈合（通过激活胶原蛋白合成酶）。
- 妊娠期缺锌可能导致胎儿生长受限。

（3）酶活性与抗氧化。

- 作为**300+种酶**的辅因子（如碳酸酐酶、DNA 聚合酶），参与代谢反应。
- 协同维生素 C、维生素 E 清除自由基，保护细胞膜完整性。

2. 来源

食物类别	典型食物	锌含量（mg/100g）	生物利用率
动物性	牛肉（瘦）	2.6	高（>50%）
	生蚝	71.2	极高（>70%）
	蛋类、肝脏	1~3	中等
植物性	豆类（鹰嘴豆、扁豆）	2~3	较低（<20%）
	坚果（杏仁、腰果）	2~3	中等
	全谷物、种子	1~2	较低

特殊说明：

- **植酸干扰：**谷物、豆类中的植酸会与锌结合，建议通过发芽、发酵的食物（如纳豆）或与维生素 C 搭配提升吸收。
- **推荐摄入量：**成人男性 11mg/天，女性 8mg/天；孕妇 12mg/天，儿童酌减。

（二）铁（Iron）

1. 作用

（1）氧气运输。

- 血红蛋白中结合氧分子（占全身铁含量的 60%），缺铁导致贫血（乏力、头晕）。

（2）能量代谢。

- 参与细胞色素氧化酶反应，促进 ATP 生成（每克铁可产生约 18kcal 能量）。

（3）免疫与神经功能。

- 铁缺乏影响中性粒细胞杀菌能力，增加感染风险。
- 幼儿缺铁可能损害认知发育（不可逆损伤）。

2. 来源

类型	食物示例	含量（mg/100g）	吸收率
血红素铁	红肉（牛肉、羊肉）	2~3	15%~35%
	猪肝、蛋黄	2~3	10%~20%
非血红素铁	深绿色蔬菜（菠菜、羽衣甘蓝）	2~4	2%~10%
	豆类、黑木耳	2~5	1%~5%
	强化食品（酱油、麦片）	添加量不定	取决于基质

3. 关键要点

- **促进吸收因素：**维生素 C（如柑橘、彩椒）可将非血红素铁还原为二价铁，提升吸收率 **3~6 倍**。
- **抑制吸收因素：**茶、咖啡中的鞣酸与铁结合，降低吸收率 **50%~90%**。
- **推荐摄入量：**成年男性 18mg/天，成年女性 15mg/天；孕妇 27mg/天，哺乳期妇女 25mg/天。

（三）维生素 A（Vitamin A）

1. 作用

（1）视觉功能。

视紫红质合成必需，维持暗视觉（夜盲症与严重缺乏相关）。

（2）免疫屏障。

维持呼吸道、消化道黏膜完整性，减少病原体入侵。

（3）生长发育与分化。

促进胚胎器官形成、骨骼生长；调控基因表达（如细胞分化信号通路）。

2. 来源

形式	动物性食物	植物性食物	含量（IU/100g）
视黄醇（维生素 A1）	动物肝脏（猪肝）	无	16,642IU（约 5000μgRE）
	鱼肝油	无	10,000IU+
β-胡萝卜素	猪肝	深绿色蔬菜（菠菜、羽衣甘蓝）	836IU（100g 胡萝卜）
	鸡心	杂粮（小米、燕麦）	300~500IU

转化效率。

- β-胡萝卜素需在肠道内分解为维生素 A，吸收率受脂肪含量影响（如胡萝卜与油脂同食利用率提升 3 倍）。
- **推荐摄入量：**成年男性 900IU/天，成年女性 700IU/天；儿童及孕妇适当增加。

（四）协同与拮抗作用

1. 锌与铁

过量锌（>50mg/天）可能抑制非血红素铁吸收，需间隔 2 小时以上摄入。

2. 维生素 A 与铁

维生素 A 缺乏可能加重缺铁性贫血，因其影响红细胞生成。

3. 维生素 A 与锌

锌参与维生素 A 代谢酶（如视黄醇脱氢酶）的合成，两者缺乏常共存。

（五）特殊人群需求

1. 婴幼儿

母乳喂养需补充维生素 A（WHO 建议 6 个月以下的婴儿补充 1500IU/天）。

2. 孕妇

需额外增加 **10%~20%**铁摄入，避免胎儿神经管缺陷。

3. 素食者

依赖β-胡萝卜素和强化食品补足维生素A，注意搭配健康脂肪提高吸收。

（六）缺乏与过量风险

营养素	缺乏症状	过量表现	安全上限
锌	生长迟缓、免疫力下降	腹泻、脱发、铜代谢异常	成人40mg/天
铁	贫血、疲劳	溶血性贫血、肝损伤	成人25mg/天
维生素A	夜盲症、皮肤干燥	头痛、恶心、骨骺提前闭合	成人3000IU/天

（七）实践建议

1. 饮食搭配示例

- **贫血改善餐：**红肉（血红素铁）+彩椒（维生素C）+姜茶（减少鞣酸干扰）。
- **免疫增强餐：**牡蛎（锌）+西兰花（维生素C）+胡萝卜（β-胡萝卜素）。

2. 检测与干预

- 血清铁蛋白（缺铁敏感指标）、维生素A水平检测可早期发现不足。
- 贫血患者需排除慢性失血（如月经过多）后再补铁。

结语

锌、铁、维生素A在维持人体正常生理功能中互为支撑，合理膳食应注重动物性与植物性食物的多样化搭配，并结合个体差异调整摄入策略。对于高风险人群，建议在专业指导下进行营养补充。

二、均衡摄入的重要性

锌、铁、维生素A的均衡摄入是维持人体正常生理功能、预防慢性疾病的核心。三者虽属不同营养素类别，但在代谢、免疫、生长发育等领域存在紧密的协同作用，单一缺乏或过量均可能引发连锁反应。

（一）协同作用：营养素的“三角关系”

1. 锌与铁：免疫与代谢的双向调节

（1）免疫协同。

锌参与T细胞活化，铁支持免疫细胞增殖，二者共同增强机体抗感染能力。缺锌或缺铁均可导致反复呼吸道感染（如儿童肺炎发病率增加**2~3**倍）。

（2）吸收拮抗。

过量锌（>50mg/天）会抑制非血红素铁吸收，而铁缺乏可能降低锌利用效率。建议两类营养素间隔2小时摄入（如早餐补锌、午餐补铁）。

2. 维生素A与铁：造血功能的“隐形推手”

（1）铁代谢调控。

维生素A通过促进肝脏释放铁蛋白，提高循环铁利用率。研究发现，维生素A缺乏者补铁效果下降**30%~50%**。

（2）黏膜屏障保护。

维生素 A 维持消化道黏膜完整性，减少因慢性失血（如钩虫感染）导致的隐性铁流失。

3. 锌与维生素 A：视觉发育与抗氧化网络

（1）视网膜健康。

锌是视黄醛脱氢酶的关键辅因子，参与维生素 A 代谢为视紫红质；维生素 A 直接构成视网膜感光细胞结构。

（2）抗氧化联动。

锌清除自由基的能力依赖维生素 E，而维生素 A 代谢产物（如视黄酸）可调节锌的生物利用率。

（二）失衡风险："多米诺效应"的健康代价

1. 单一营养素缺乏

（1）缺锌。

- 儿童：生长迟缓（身高、体重低于同龄人 30%）、味觉减退（厌食症风险增加）。
- 成人：免疫力下降（感染恢复期延长）、伤口愈合延迟（术后并发症风险升高）。

（2）缺铁。

- 显性贫血：乏力、头晕、心悸（血红蛋白<90g/L 时症状明显）。
- 隐性铁缺乏：认知功能受损（儿童注意力下降 **20%~30%**）、妊娠期早产风险增加。

（3）维生素 A 缺乏。

- 晚期症状：夜盲症（暗适应时间延长至>30 分钟）、眼干燥症（角膜软化风险）。
- 亚临床缺乏：呼吸道感染率增加 40%，儿童死亡率上升 2 倍。

2. 营养素过量

（1）锌过量。

- 急性中毒：呕吐、腹泻（>40mg/kg 单次摄入）。
- 慢性毒性：铜代谢紊乱（脱发、周围神经病变）、抑制必需脂肪酸合成。

（2）铁过量。

- 血液系统：高铁血红蛋白血症（皮肤青紫）。
- 器官损伤：心脏纤维化（血清铁蛋白>800μg/L 时风险显著）。

（3）维生素 A 过量。

- 急性中毒：颅内压升高（头痛、呕吐）。
- 慢性毒性：骨骺过早闭合（儿童身高停滞）、肝损伤（ALT 升高 3 倍以上）。

（三）均衡摄入的科学策略

1. 食物选择：天然配比的智慧

（1）动物性食物组合。

- 牛肉（锌）+肝脏（铁+维生素 A）+彩椒（维生素 C 促进铁吸收）。
- 三文鱼（ω-3 脂肪酸）+希腊酸奶（锌）+胡萝卜泥（β-胡萝卜素）。

（2）植物性食物强化。

- 姜黄（含 β-胡萝卜素）+芝麻（锌）+奇亚籽（含铁）浸泡亚麻籽油（提升脂溶性营养素吸收）。

2. 饮食模式优化

（1）地中海饮食模式。

- 富含鱼类（铁、锌）、橄榄油（促进脂溶性维生素吸收）、番茄（β-胡萝卜素前体）。

（2）素食者饮食重点。

- 增加发酵豆类（纳豆、天贝）降低植酸干扰，搭配维生素 C（如西兰花）提升非血红素铁吸收。
- 选择强化食品（如 β-胡萝卜素强化米、铁强化酱油）。

3. 特殊人群干预

（1）孕妇/哺乳期女性。

- 铁需求增加 60%～70%（需达 27mg/天），建议血红素铁（红肉）与维生素 C（柑橘）同食。
- 补充维生素 A 需谨慎，过量可能致胎儿畸形（推荐 β-胡萝卜素为主）。

（2）婴幼儿。

- 母乳喂养需补充维生素 A（400IU/天）和锌［2mg/（kg · d）］，6 个月后逐步引入富含铁锌的辅食（如肉泥、强化米粉）。

（3）慢性病患者。

- 肾病患者需限制高锌食物（如牡蛎），同时监控维生素 A 代谢（因肾脏功能下降导致蓄积风险）。

（四）实践工具：快速评估与调整

1. 自测清单

- 是否频繁感冒或感染？（锌缺乏信号）
- 是否感到疲劳或运动耐力下降？（铁缺乏可能）
- 夜间视力是否模糊或有干眼症状？（维生素 A 缺乏预警）

2. 实验室筛查

- 血清锌（70～110μg/dL）、铁蛋白（20～400ng/mL）、维生素 A（30～90μg/dL）联合检测，可早期发现亚临床状态维生素 A 缺乏。

3. 个体化调整

- 根据检测结果，在医生指导下选择营养补充剂（如多糖铁复合物、柠檬酸锌、β-胡萝卜素软胶囊）。

结语

营养均衡的“三角法则”

锌、铁、维生素 A 的均衡摄入需遵循**“总量达标、比例协调、动态调整”**原则。通过天然食物多样化搭配、规避吸收抑制剂（如鞣酸、植酸）、结合个体化营养评估，可最大限度发挥三者的协同效益，降低慢性病风险（如缺铁性贫血、免疫功能障碍、代谢综合征）。对于特殊人群，建议在注册营养师（RD）或医师指导下制定精准营养计划。

第三章 长高饮食计划

第一节 早餐：启动一天的能量

一、高蛋白早餐示例

（一）经典动物性高蛋白早餐

1. 清蒸鲈鱼配杂粮饭

- **蛋白质来源**：鲈鱼（150g 含约 30g 蛋白质）、鸡蛋（1 个 6g）。
- **搭配营养**：杂粮饭（藜麦+糙米）提供复合碳水化合物与膳食纤维，搭配西兰花（维生素 C、叶酸）。
- **健康优势**：低脂高蛋白，ω-3 脂肪酸（DHA/EPA）支持心血管健康。

2. 希腊酸奶碗

- **蛋白质来源**：无糖希腊酸奶（150g 含 15g 蛋白质）。
- **搭配营养**：蓝莓（抗氧化剂）、奇亚籽（ω-3）、坚果酱（健康脂肪）。
- **创新变体**：加入火鸡肉丝（10g 蛋白质）或南瓜子（锌）提升营养密度。

（二）植物性高蛋白早餐

1. 豆腐蔬菜煎饼

- **蛋白质来源**：嫩豆腐（100g 含 8g 蛋白质）、鹰嘴豆粉（20g 含 6g 蛋白质）。
- **搭配营养**：菠菜（铁、维生素 K）、胡萝卜丝（β-胡萝卜素）。
- **烹饪技巧**：用亚麻籽油煎制，增加 α-亚麻酸摄入。

2. 隔夜燕麦杯

- **蛋白质来源**：奇亚籽（15g 含 5g 蛋白质）、杏仁奶（强化版含 3g）。
- **搭配营养**：花生酱（单不饱和脂肪）、草莓（维生素 C）。
- **科学依据**：奇亚籽吸水膨胀后形成凝胶状，延缓胃排空，增强饱腹感。

（三）高效备餐方案

1. 煮鸡蛋+全麦吐司+牛油果泥

- **蛋白质来源**：鸡蛋（2 个含 12g 蛋白质）、牛油果（1/4 个含 2g 蛋白质）。
- **营养协同**：全麦吐司提供慢消化碳水化合物，牛油果的单不饱和脂肪有助于脂溶性维生素吸收。
- **快速准备**：提前煮好鸡蛋，早晨用 5 分钟即可完成。

2. 蛋白粉蔬果碗

- **蛋白质来源：**乳清蛋白粉（25g/勺）、南瓜（β-胡萝卜素）。
- **搭配营养：**菠菜（铁）、紫甘蓝（花青素）、杏仁片（镁）。
- **适用场景：**健身后30分钟内补充，快速修复肌肉。

（四）特殊人群定制

1. 素食者早餐

- **鹰嘴豆番茄煎饼：**鹰嘴豆粉（15g蛋白质）+番茄泥（维生素C）+芝麻（锌）。
- **强化豆浆拿铁：**植物奶（强化钙、维生素D）+铁观音茶（抗氧化）。

2. 儿童营养早餐

- **鸡蛋蔬菜卷饼：**鸡蛋（8g蛋白质）+彩椒（维生素A）、奶酪丝（钙）。
- **科学依据：**动物蛋白与植物营养素的组合促进儿童认知发展。

（五）关键营养学要点

- **蛋白质多样性：**混合动植物蛋白可提高氨基酸利用率（如牛奶+藜麦）。
- **烹饪方式优化：**蒸、煮、烤优于油炸，减少丙烯酰胺等有害物质生成。
- **时间窗口：**运动后早餐（如健身后2小时内）可额外增加20g蛋白质，促进肌肉合成。

（六）实践示例对比

早餐类型	蛋白质总量（g）	主要营养素亮点	准备时间（分钟）
清蒸鲈鱼杂粮饭	35	DHA、膳食纤维、叶酸	20
希腊酸奶碗	20	益生菌、抗氧化剂、健康脂肪	5
豆腐蔬菜煎饼	18	铁、维生素K、植物蛋白	15

结语

高蛋白早餐的核心在于“**优质蛋白+复合碳水+健康脂肪+维生素矿物质**”的四维搭配。建议根据个人代谢率（如通过体脂秤监测）、活动强度（如健身频率）动态调整分量，并优先选择天然食材而非加工食品。对于长期执行高蛋白饮食者，需定期监测肾功能（尿氮水平）以避免潜在负担。

二、钙与维生素D的补充

（一）为何需要补充钙与维生素D

1. 钙的生理功能与缺乏风险

（1）核心作用。

构建骨骼（99%钙储存在骨骼中）、调节神经肌肉兴奋性、参与凝血。

（2）缺乏钙的后果。

- **儿童/青少年：**佝偻病（骨骼软化变形）。
- **成年人：**骨量减少（骨密度下降）。

- **老年人**：骨质疏松症（骨折风险增加50%~80%）。

2. 维生素D的关键角色

（1）核心作用。

促进肠道钙吸收（效率提升30%~40%）、调节骨代谢、免疫调节。

（2）缺乏维生素D的后果。

- **儿童**：生长迟缓、佝偻病。
- **成人**：骨软化症、肌肉无力。
- **全球现状**：约30%~50%人群存在维生素D不足（尤其北半球冬季）。

（二）科学补充原则

1. 饮食优先，补充剂为辅

（1）钙的天然食物来源（每日推荐摄入量800~1200mg）。

- **动物性**：牛奶（120mg/100ml）、奶酪（切达奶酪30g约含300mg钙）、三文鱼（带骨罐头240mg/100g）。
- **植物性**：豆腐（北豆腐138mg/100g）、羽衣甘蓝（煮熟179mg/100g）、黑芝麻（1170mg/100g）。

（2）维生素D的天然来源（每日推荐摄入量400~800IU）。

- **动物性**：三文鱼（12μg/100g）、鱼肝油（1360IU/15ml）。
- **植物性**：紫外线照射蘑菇（10~20μg/100g）、强化食品。

2. 补充剂的适用人群

（1）钙补充剂。

- 乳糖不耐受者、素食者、老年人（胃酸分泌减少影响钙吸收）。
- **优选形式**：碳酸钙（需随餐服用）、柠檬酸钙（空腹吸收好）。

（2）维生素D补充剂。

- 长期室内工作者、深肤色人群、老年人（皮肤合成能力下降）。
- **优选形式**：维生素D3（胆钙化醇，生物活性高）。

（三）补充策略与剂量建议

1. 钙的补充要点

（1）总量控制。

- 成人每日≤1200mg（过量可能增加肾结石风险）。

（2）分次摄入。

- 单次钙摄入量>500mg会降低吸收率，建议分餐服用（如早晚各一次）。

（3）吸收促进。

- **维生素D**：同步补充维生素D3（400~800IU/天）可提升钙利用率30%~40%。
- **镁与维生素K**：镁（300~400mg/天）促进钙沉积骨骼，维生素K_2（纳豆、发酵食品）防止钙进入血管壁。

2. 维生素D的补充要点

（1）季节性调整。

- 北方冬季（UVB不足）：需额外补充600~1000IU/天。
- 夏季正午（UVB充足）：裸露双臂/小腿晒太阳10~15分钟即可合成足够维生素D。

（2）检测指导。

- 血清 25-羟维生素 D3 水平<30ng/mL（75μg/L）时需补充。

（四）特殊人群补充方案

1. 老年人

- **钙需求：** 1000mg/天，需注重维生素 D3（800~1000IU/天）联合补充。
- **防滑措施：** 增加平衡训练（如太极拳），降低跌倒风险。

2. 孕妇/哺乳期女性

- **钙需求：** 1200mg/天（胎儿骨骼发育需求）。
- **维生素 D 需求：** 600IU/天，建议检测血 25-羟维生素 D3 水平。

3. 素食者

- **钙来源：** 强化豆奶、杏仁奶、黑芝麻。
- **维生素 D 来源：** 强化食品或补充剂（避免鱼肝油）。

（五）风险防控——避免"盲目补充"

1. 钙过量风险

- **症状：** 便秘、高钙血症（血钙>10. 5mg/dL）、肾结石。
- **防控：** 避免同时服用钙剂与噻嗪类利尿剂（增加尿钙排泄）。

2. 维生素 D 中毒

- **症状：** 恶心、呕吐、心律失常（血维生素 D>150ng/mL）。
- **防控：** 长期补充需定期监测血钙和维生素 D 水平。

3. 营养素拮抗

- **草酸/植酸：** 菠菜、谷物中的草酸会与钙结合，建议焯水或发酵处理。
- **高盐饮食：** 钠摄入过多增加尿钙流失，每日盐≤5g。

（六）实践示例：一日补充方案

人群	早餐	午餐	晚餐	加餐	补充剂
老年人	牛奶（200ml）+鸡蛋（1 个）	清蒸鱼（150g）	芝麻酱拌菠菜（200g）	希腊酸奶（150g）	维生素 D3 800IU
孕妇	强化豆浆（300ml）	糙米饭（1 碗）+鸡胸肉（120g）	蒸豆腐（100g）	奇亚籽布丁（含坚果）	钙片（600mg）+维生素 D3 600IU
素食者	豆腐蔬菜煎饼（100g 豆腐）	墨鱼炒西兰花	杂粮饭（藜麦+小米）	强化杏仁奶（250ml）	维生素 D2 400IU

结语

钙与维生素 D 的补充需遵循**"饮食为基础、检测为导向、个体化调整"**的原则。通过优化饮食结构、合理选择补充剂，并结合生活方式干预（如晒太阳、运动），可有效维持骨骼健康与免疫功能，避免"缺补失衡"的误区。对于存在吸收障碍或代谢异常的人群，建议在注册营养师或医生指导下制定精准补充方案。

第二节　午餐与晚餐：均衡营养的关键

午餐和晚餐作为一天中能量补充的核心餐次，直接影响代谢健康、免疫力和长期慢性病风险。科学的餐食搭配需遵循“**全营养素覆盖、热量可控、血糖平稳**”的原则。

一、均衡午餐与晚餐的四大营养支柱

（一）蛋白质——构建组织与调节代谢

（1）推荐摄入量：每餐1掌心优质蛋白（约80~100g）。

（2）优质蛋白来源：

- **动物性：**鸡胸肉（去皮）、鱼肉（三文鱼/鳕鱼）、虾仁、鸡蛋（1个约含6g蛋白）。
- **植物性：**豆腐（北豆腐100g约含8g蛋白）、鹰嘴豆（煮熟100g约含9g蛋白）、藜麦（100g约含4g蛋白）。

（3）关键作用：维持肌肉量（尤其中老年人）、增强饱腹感、稳定血糖。

（二）复合碳水化合物——提供持续能量

（1）推荐摄入量：每餐1拳头生重主食（约50~75g）。

（2）优选类型：

- **低GI主食：**燕麦片（β-葡聚糖延缓消化）、红薯（膳食纤维丰富）、糙米饭（保留胚芽营养）。
- **抗性淀粉：**隔夜冷藏米饭（淀粉结构重组）、青香蕉（未完全成熟）。

（3）科学搭配：避免纯精制碳水（如白米饭、面条），建议与蛋白质/膳食纤维同食，降低升糖指数（GI）。

（三）健康脂肪——必需脂肪酸与脂溶性维生素载体

（1）推荐摄入量：占总热量20%~30%，每餐约1汤匙油脂（约15g）。

（2）优质来源：

- **不饱和脂肪：**特级初榨橄榄油（单不饱和为主）、牛油果油（富含叶黄素）、坚果（杏仁10颗约含15g不饱和脂肪）。
- **ω-3脂肪酸：**深海鱼（每周2次）、奇亚籽、亚麻籽油。

（3）关键作用：保护心血管、支持大脑功能、促进脂溶性维生素吸收（维生素A/D/E/K）。

（四）膳食纤维与微量营养素

（1）膳食纤维：每餐至少25g（成人每日25~30g）。

（2）水溶性纤维：西兰花（萝卜硫素）、奇亚籽（吸水膨胀增强饱腹感）。

（3）非水溶性纤维：芹菜（促进肠道蠕动）、全谷物麸皮。

（4）微量营养素：

- **维生素C：**彩椒（170mg/100g）、西兰花（89mg/100g）——促进铁吸收。
- **叶酸：**菠菜（194μg/100g）、芦笋（45μg/100g）——孕妇必备。

- **抗氧化剂**：蓝莓（花青素）、紫甘蓝（硫苷）——对抗自由基。

（五）黄金搭配公式与实操示例

1. 公式1

蛋白质+低GI碳水+健康脂肪+膳食纤维

（1）午餐示例。

- **主菜**：香煎鸡胸肉（橄榄油煎）+清炒芥蓝（蒜末爆香）。
- **主食**：杂粮饭（糙米+藜麦，净重80g）。
- **加餐**：一小把原味杏仁（15g）+无糖酸奶（100ml）。

（2）晚餐示例。

- **主菜**：清蒸鲈鱼（鱼油+蛋白质）+凉拌木耳（木耳多糖+膳食纤维）。
- **主食**：蒸红薯（中等大小，约150g）。
- **配菜**：焯水西兰花（维生素C）+凉拌芝麻菠菜（钙+铁）。

2. 公式2

植物蛋白+全谷物+不饱和脂肪（适合素食者）

午餐示例。

- **主菜**：豆腐蔬菜咖喱（北豆腐100g+胡萝卜/番茄）。
- **主食**：荞麦面（50g干重）+拌黄瓜（醋+香油）。
- **加餐**：无糖豆浆（300ml）+蓝莓（50g）。

（六）常见误区与科学对策

1. 误区1：过度依赖外卖套餐

（1）问题：高油高盐（钠超标）、营养单一（缺乏膳食纤维）。

（2）对策：

- 订餐时选择“清蒸/白灼”菜品，要求少油少酱。
- 搭配一份绿叶菜和一份杂粮主食。

2. 误区2：晚餐只吃水果沙拉

（1）问题：蛋白质不足（易饥饿）、升糖指数过高（部分水果含糖量>15%）。

（2）对策：

- 沙拉中加入鸡蛋白（2个）、牛油果（半颗）和奇亚籽。
- 晚餐主食可选南瓜小米粥（GI较低）。

3. 误区3：完全戒断主食

（1）问题：低碳水化合物饮食可能导致代谢综合征、肌肉流失。

（2）对策：

- 采用“低碳水间歇性饮食”（非长期），如每周2天吃少于50g主食。
- 优先选择低GI主食替代品（如魔芋面、菊粉制品）。

（七）特殊人群的餐食调整建议

1. 糖尿病患者

（1）核心原则：低GI碳水+高纤维+优质蛋白。

（2）示例：

- **午餐：**糙米饭（生重60g）+清蒸鱼（150g）+凉拌西兰花。
- **餐后加餐：**无糖酸奶（100ml）+苹果（50g）。

2. 减肥人群

（1）关键策略：增加饱腹感、控制总热量。

（2）示例：

- **晚餐：**虾仁炒芦笋（虾仁100g+芦笋200g）+凉拌木耳（木耳50g）。
- **餐前喝：**300ml温水+半勺苹果醋（抑制食欲）。

3. 老年人

（1）重点关注：易咀嚼、高钙、防便秘。

（2）示例：

- **午餐：**软烂蒸鱼（鱼肉120g）+芹菜豆腐汤（豆腐100g+芹菜50g）。
- **加餐：**芝麻糊（黑芝麻30g+核桃仁10g）。

结语

科学进餐四步法

（1）餐前规划：用“手掌测量法”控制分量（蛋白质=1掌心、主食=1拳头、油脂=1汤匙）。

（2）色彩搭配：每餐至少3种颜色的蔬果（红番茄+绿菠菜+紫甘蓝），确保富含多种抗氧化物质。

（3）烹饪优化：优先蒸、煮、烤，避免高温油炸（丙烯酰胺风险）。

（4）进食顺序：先吃蔬菜→再吃蛋白质→最后吃主食，可降低餐后血糖波动达30%。

通过科学的午餐和晚餐搭配，不仅能满足日常营养需求，还能预防肥胖、糖尿病、骨质疏松等多种慢性病，实现“吃出健康”的目标。

二、蛋白质、碳水化合物与蔬菜的平衡

蛋白质、碳水化合物和蔬菜的平衡是维持健康体态、稳定代谢和预防慢性病的核心。这三类食物的合理配比不仅能满足能量需求，还能优化身体功能。

（一）三大营养素的“功能密码”

1. 蛋白质——生命的“建筑工程师”

（1）核心作用：合成肌肉、修复组织、调节免疫、制造酶和激素。

（2）关键特点：

- 必需氨基酸需从食物获取（如动物蛋白：鸡蛋、鱼肉；植物蛋白：大豆、藜麦）。
- 消化吸收率：动物蛋白>植物蛋白（需混合搭配提高利用率）。

（3）每日需求：

- 成人：0.8~1.2g/kg体重（如70kg成人需56~84g/日）。

- 运动/孕妇/老年人：需额外增加 10%~20%。

2. 碳水化合物——身体的“能量引擎”

（1）核心作用：快速供能（尤其大脑依赖葡萄糖）、节约蛋白质消耗。

（2）分类与选择：

- **简单碳水**：葡萄糖、果糖（如白糖、果汁）——易致血糖波动。
- **复杂碳水**：淀粉（糙米、红薯）、膳食纤维（全谷物、豆类）——缓释能量、稳定血糖。

（3）GI 值陷阱：

- **低 GI 食物（<55）**：燕麦、藜麦、大部分绿叶菜。
- **高 GI 食物（>70）**：白面包、糯米制品、含糖饮料。

3. 蔬菜——营养素的“浓缩仓库”

（1）不可替代的价值：

- **膳食纤维**：促进肠道蠕动，调节胆固醇（如芹菜、西兰花）。
- **维生素与矿物质**：β-胡萝卜素（菠菜）、维生素 C（彩椒）、钾（菠菜）。
- **植物化学物**：抗氧化剂（蓝莓）、硫化物（大蒜）、多酚（绿茶）。

（2）每日摄入量：中国营养学会推荐≥300g 新鲜蔬菜，深色蔬菜占一半。

（二）黄金平衡公式：3：4：3 法则

1. 能量占比（按餐计算）

- **蛋白质**：20%~30%（如午餐 120g 鸡胸肉+豆腐）。
- **碳水化合物**：40%~50%（如杂粮饭 80g+红薯 100g）。
- **蔬菜**：30%~40%（如清炒西兰花 200g+凉拌木耳 50g）。

2. 进食顺序的科学性

- **推荐顺序**：蔬菜→蛋白质→碳水化合物→甜食。
- **血糖影响**：先吃蔬菜（膳食纤维延缓糖吸收）→再吃蛋白质（减缓胃排空）→最后吃碳水（降低餐后血糖峰值达 30%）。

3. 质量比优化

- **蛋白质选择**：优先动物蛋白+植物蛋白混合（如鱼虾+豆腐）。
- **碳水选择**：低 GI+抗性淀粉组合（如隔夜冷藏米饭+青香蕉）。
- **蔬菜处理**：生吃>快炒>高温油炸（保留水溶性维生素）。

（三）实用场景搭配示例

1. 上班族午餐

- **蛋白质**：卤牛肉片 100g（瘦牛肉）。
- **碳水**：杂粮饭 50g（糙米+藜麦）。
- **蔬菜**：凉拌菠菜 200g+水煮西兰花 150g。
- **加餐**：希腊酸奶 100g（高蛋白）+蓝莓 50g（抗氧化）。

2. 健身晚餐

- **蛋白质**：香煎鸡胸肉 150g（橄榄油煎）。
- **碳水**：蒸红薯 150g（低 GI）。

- **蔬菜：**清炒芦笋200g+番茄豆腐汤（番茄100g+嫩豆腐50g）。

3. 素食者早餐

- **蛋白质：**豆浆300ml（大豆蛋白）+奇亚籽10g。
- **碳水：**燕麦片30g（β-葡聚糖）。
- **蛋类和蔬菜：**水煮蛋1个（补充胆碱）+凉拌黄瓜100g。

（四）常见误区与科学对策

1. 完全戒断碳水化合物

- **危害：**引发酮症、肌肉流失、代谢下降。
- **对策：**用“低碳水间歇性饮食”替代长期戒断，如每周选2天吃少于50g碳水。

2. 只吃鸡胸肉补充蛋白质

- **问题：**忽略植物蛋白和必需脂肪酸的搭配。
- **对策：**每日摄入2~3种蛋白质来源（鱼、豆类、坚果）。

3. 蔬菜只吃叶菜

- **隐患：**缺乏根茎类（如土豆的钾）、菌菇类（如香菇的麦角硫氨酸）。
- **建议：**深色叶菜（菠菜）+浅色根茎（胡萝卜）+菌藻类（海带）组合。

4. 碳水化合物越少越好

- **错误认知：**过度低碳水可能降低运动表现和大脑功能。
- **科学摄入：**运动日碳水比例可提高至60%，以支持能量消耗。

（五）特殊人群的个性化调整

1. 糖尿病患者

（1）核心原则：低碳水+高纤维+优质蛋白。

（2）示例：

- **午餐：**糙米饭60g+清蒸鱼150g+凉拌西兰花。
- **餐后加餐：**无糖酸奶100g+苹果50g（GI<40）。

2. 减肥人群

（1）关键策略：增加饱腹感、控制总热量。

（2）技巧：

- 餐前吃蔬菜沙拉（橄榄油醋汁）减少正餐摄入。
- 用魔芋面（0kcal/100g）替代部分主食。

3. 老年人

- **重点关注：**易咀嚼、高钙、防便秘。
- **推荐组合：**

软烂蒸鱼（120g）+芹菜豆腐汤（豆腐100g）+南瓜小米粥（GI<60）。

结语

平衡饮食四步法

（1）规划先行：用“手掌测量法”控制分量（蛋白质=1掌心、碳水=1拳头）。

（2）色彩搭配：每餐至少3色蔬菜（红番茄+绿菠菜+紫甘蓝），确保营养素的多样性。

（3）烹饪升级：蒸煮优于煎炸，避免高温破坏维生素（如西兰花焯水不超过1分钟）。

（4）长期监测：定期体检血常规、肝肾功能，避免盲目节食导致营养不良。

通过科学平衡蛋白质、碳水化合物与蔬菜的比例，既能满足身体需求，又能降低肥胖、糖尿病、心血管疾病等风险，实现“吃出健康”的目标。

三、避免过多油脂与糖分

过量摄入油脂和糖分是导致肥胖、2型糖尿病、心血管疾病等慢性病的重要诱因。科学控制这两类物质的摄入需结合膳食结构优化、饮食习惯调整和食品选择技巧。

（一）油脂控制：分清“好坏”，科学减量

1. 油脂的分类与选择

（1）不健康油脂（尽量减少）。

- **反式脂肪酸：** 氢化植物油（糕点、炸物）、起酥油、植脂末。
- **过量饱和脂肪：** 动物油脂（猪油、黄油）、棕榈油（某些零食）。

（2）健康油脂（优先选择）。

- **单不饱和脂肪：** 橄榄油、牛油果油、茶籽油。
- **ω-3脂肪酸：** 深海鱼（三文鱼、鳕鱼）、奇亚籽、亚麻籽油。

2. 控油实用技巧

（1）定量控制。

- 家庭用油建议每人每天≤25g（约2汤匙），可用控油壶或硅胶垫测量。
- 外出就餐时，要求少油或用清水涮去菜品表面油分。

（2）烹饪优化。

- 少用油炸、煎烤，改用蒸、煮、炖、凉拌等方式。
- 烹饪时避免高温爆炒（产生丙烯酰胺等有害物质）。

（3）食品选择。

- **零食类：** 选择无油坚果（每日≤15g）替代薯片、饼干。
- **乳制品：** 选低脂牛奶（1.5%～2%脂肪）或脱脂酸奶。

（二）糖分控制：警惕“隐形糖”，减少添加糖

1. 糖的分类与风险

- **天然糖：** 存在于水果（果糖）、乳制品（乳糖）中，适量摄入无害且提供维生素。
- **添加糖：** 白糖、红糖、蜂蜜、果葡糖浆等，普遍存在于加工食品中，与慢性病密切相关。

2. 减糖关键策略

（1）读懂食品标签。

- **配料表：** 成分按含量降序排列，若前几位出现“白砂糖”“果葡糖浆”“葡萄糖浆”，需警惕。

- **营养成分表：**“碳水化合物”含糖量=总碳水化合物-膳食纤维。每100g食品含糖量超过10g需谨慎（如碳酸饮料通常含糖10~15g/100ml）。

（2）日常减糖技巧。

- **饮品替换：**用白开水、无糖茶、柠檬水替代含糖饮料；咖啡选择不加糖或加少量代糖（如赤藓糖醇）。
- **甜味替代：**用天然代糖（甜菊糖、罗汉果苷）或天然食材（红枣、桂圆）调味。
- **零食选择：**优先无糖酸奶、原味坚果，避免果脯、蜜饯、冰激凌。

（三）油脂与糖分的协同控制

1. 避免“高糖+高脂”组合

（1）典型陷阱：蛋糕、巧克力、油炸甜品（如甜甜圈）同时含有大量反式脂肪和添加糖。

（2）应对方案：

- **应对节日零食：**选择单一成分的小包装（如独立装坚果），避免整盒高糖糕点。
- **外出用餐：**拒绝“套餐附赠甜品”，主动要求替换为清炒蔬菜。

2. 膳食结构调整

（1）增加饱腹感：优先摄入高纤维食物（如全谷物、蔬菜），减少对高糖高脂食物的依赖。

（2）选择低升糖指数的主食：如燕麦、糙米、红薯，延缓糖分吸收速度，降低脂肪堆积风险。

（四）特殊场景应对方案

1. 外出就餐

（1）点餐原则：

- 要求“少油少盐”，避免油炸、红烧类菜品。
- 优先选择清蒸、白灼、凉拌的蛋白质类食物（如鱼、豆腐）。

（2）饮品选择：询问是否可免去果汁或奶茶中的糖浆，或选择无糖豆浆。

2. 加工食品选购

看透包装陷阱：

- **“低脂”不等于“低糖”：**某些低脂饼干可能含大量添加糖。
- **“无糖”食品可能含代糖：**需结合配料表判断（如阿斯巴甜、安赛蜜）。

3. 儿童与青少年

- **控制零食：**限制含糖饮料、膨化食品，提供水果、酸奶作为替代。
- **避免过早添加调味品：**1岁以下幼儿不额外加糖/盐，减少味觉依赖。

结语

科学减脂控糖四步法

（1）总量管理：油脂每日≤25g，添加糖每日≤25g（WHO建议）。

（2）优先选择天然食材：多吃新鲜蔬果、全谷物、瘦肉，减少加工食品摄入。

（3）烹饪升级：用香草、香料（如罗勒、黑胡椒）代替部分油盐糖提味。

（4）循序渐进调整：如从全糖饮料改为半糖→无糖，逐步将高脂零食替换为坚果/酸奶。

通过以上策略，既能满足营养需求，又能有效降低慢性病风险，实现“减量不减质”的健康饮食目标。

第三节　零食与加餐：健康选择

一、坚果、酸奶与水果的推荐

坚果、酸奶和水果是天然且营养密度极高的食物类别，适量摄入能为身体提供必需脂肪酸、优质蛋白、益生菌及多种维生素和矿物质。

（一）坚果：健康脂肪与微量营养素的“浓缩库”

1. 核心营养价值

（1）健康脂肪：单不饱和脂肪酸（如杏仁、核桃）和ω-3脂肪酸（如奇亚籽、夏威夷果），占比高达60%~70%。

（2）蛋白质：每30g坚果约含5~8g优质蛋白（如腰果、杏仁）。

（3）微量营养素：

- 维生素E（抗氧化，如杏仁）。
- 锌、镁（免疫支持，如巴西坚果）。
- 硒（巴西坚果含量超日需量100%）。

2. 推荐摄入量与选择技巧

（1）每日限量：25~30g原味坚果（约一小把），过量易致热量超标（每30g坚果≈180kcal）。

（2）优选类型：

- **高ω-3：**三文鱼籽（非鱼油胶囊）、核桃。
- **高钙：**杏仁（每30g含钙75mg）。
- **高硒：**巴西坚果（每日1~2颗即可满足需求）。

（3）避坑指南：

- 警惕盐焗/蜂蜜烤坚果（钠/糖超标）。
- 开封后密封冷藏，避免氧化变质。

3. 科学搭配场景

（1）早餐加餐：10颗原味杏仁+无糖酸奶。

（2）运动后补充：混合坚果（核桃+腰果）+水果（蓝莓）。

（3）特殊人群：孕妇可选南瓜子（锌）+核桃（DHA）。

（二）酸奶：益生菌与蛋白质的“黄金组合”

1. 营养优势解析

（1）活性益生菌：调节肠道菌群（如乳酸杆菌、双歧杆菌），改善便秘/腹泻。

（2）优质蛋白：每100g无糖酸奶约含3~4g蛋白质（比牛奶高20%）。

（3）钙与维生素：天然乳钙（吸收率>30%）+维生素B12（素食者必备）。

2. 如何挑选酸奶

（1）看配料表：

- 纯生牛乳+菌种（如保加利亚乳杆菌、嗜热链球菌）为首选。
- 避免含“风味发酵乳”“复配乳化剂”的产品（可能含大量添加剂）。

（2）糖分警戒线：

- 无糖酸奶：碳水化合物≤2.5g/100ml。
- 低糖酸奶：碳水化合物≤5g/100ml（需搭配水果食用）。

3. 食用策略与误区

（1）最佳食用时间：餐后1~2小时（胃酸较低时，益生菌存活率高）。

（2）创意搭配：

- 希腊酸奶+奇亚籽（增稠饱腹）。
- 无糖酸奶+蓝莓（抗氧化协同）。

（3）常见误区：

- 过度依赖果味酸奶（实际含糖量可达12g/100ml）。
- 冷藏酸奶直接喝（部分活性菌可能失活）。

（三）水果：维生素、矿物质与膳食纤维的“天然补给站”

1. 营养价值分级

（1）高维C水果：彩椒（170mg/100g）、猕猴桃（62mg/100g），增强免疫力。

（2）高钾水果：香蕉（358mg/100g）、牛油果（485mg/100g），辅助降压。

（3）抗氧化先锋：蓝莓（花青素）、石榴（鞣花酸）、紫葡萄（白藜芦醇）。

2. 科学摄入原则

（1）每日推荐量：成人200~350g新鲜水果（约1~2个苹果或1小串葡萄）。

（2）升糖指数（GI）管理：

- 低GI水果（<55）：草莓、柚子、青苹果（适合糖尿病患者）。
- 中高GI水果（≥60）：香蕉、榴梿、荔枝（需控制量）。

3. 食用技巧与禁忌

（1）黄金时段：两餐之间（如上午10点或下午3点）作为加餐。

（2）特殊人群建议：

- 糖尿病患者：选择浆果类（蓝莓、树莓）+西瓜（少量）。
- 胃寒者：避免空腹吃柿子、大量生梨。

（3）储存误区：

- 香蕉、芒果等热带水果常温保存即可，冷藏易催熟。
- 切开的苹果/西瓜需用柠檬汁+蜂蜜保鲜，防止氧化褐变。

（四）三者的“黄金组合”方案

1. 能量早餐

- **食材：**无糖酸奶（150ml）+奇亚籽（10g）+蓝莓（50g）+杏仁（15g）。
- **营养价值：**优质蛋白+膳食纤维+抗氧化剂，满足上午代谢需求。

2. 健身加餐

- **食材：**希腊酸奶（100g）+核桃仁（10g）+黑巧克力（70%以上可可，15g）。

- **作用：**快速补充蛋白质+健康脂肪，缓解运动后饥饿感。

3. 晚餐轻食

- **食材：**牛油果泥（1~2 个）+水煮西兰花（100g）+低脂奶酪（20g）+橙子（1 个）。
- **优势：**健康脂肪+膳食纤维+维生素 C，低热量且饱腹感强。

结语

科学摄入三大类食物的核心原则

（1）坚果：控制量、选原味、关注脂肪酸构成。

（2）酸奶：认准活性菌种、警惕“伪无糖”。

（3）水果：分 GI 选品种、注重食用时段。

通过合理搭配这三类食物，不仅能提升营养摄入效率，还能增强肠道健康、抗氧化能力及代谢调节功能，是实现“自然养生”的重要策略。

二、避免高糖、高盐、高脂肪零食

（一）识别“隐形陷阱”：高糖、高盐、高脂肪零食的特征

1. 高糖零食

（1）常见形式：糖果、蛋糕、含糖饮料、果脯蜜饯、冰激凌。

（2）隐藏糖分：

- “无糖”标签可能含人工甜味剂（如阿斯巴甜），长期摄入或扰乱肠道菌群。
- “健康”概念包装（如维生素软糖）实际含糖量超标（某些品牌单颗糖含糖量≈半罐可乐）。

2. 高盐零食

（1）典型代表：薯片、火腿肠、腌制品、话梅蜜饯。

（2）钠含量陷阱：

某些“低脂”零食可能通过高盐弥补口感（如某品牌鸡爪零食钠含量高达 1200mg/100g，超 WHO 日均推荐量 2 倍）。

3. 高脂肪零食

（1）主要来源：油炸类（薯条、炸鸡）、烘焙类（蛋黄酥、曲奇）、加工肉类（培根、香肠）。

（2）健康风险：

- 反式脂肪酸（糕点、起酥油）会增加动脉硬化风险。
- 饱和脂肪过量（如动物油脂制品）可能升高低密度脂蛋白胆固醇（LDL-C）。

（二）科学替代方案：用营养密度高的食物替代

1. 优选替代品

不健康零食	健康替代品	关键营养素提升
薯片	空心菜脆片/烤羽衣甘蓝	增加膳食纤维+维生素 K
蛋糕	奇亚籽布丁+莓果	植物蛋白+抗氧化剂

续表

不健康零食	健康替代品	关键营养素提升
火腿肠	水煮鸡胸肉丸+胡萝卜条	优质蛋白+β-胡萝卜素
含糖饮料	苹果醋气泡水+柠檬片	促进消化+控制食欲

2. 制作低负担零食

（1）家庭自制：

- 能量球：燕麦+花生酱+枣泥（无添加糖），冷藏后口感更佳。
- 烤鹰嘴豆：用少量橄榄油+黑胡椒调味，富含植物蛋白和膳食纤维。

（2）应急方案：

- 携带独立包装的原味坚果（每日≤15g）或无糖酸奶（100ml）。

（三）场景化应对策略

1. 办公室/学习场景

（1）陷阱：抽屉里的薯片、同事分享的糖果。

（2）对策：

- 提前备好健康零食（如混合坚果+蓝莓）。
- 喝水替代含糖饮料，可用薄荷叶或柠檬片调味。

2. 外出购物场景

避坑指南：

- 超市货架规律：健康食品常放在超市入口或边缘，加工程度高的零食集中在中间区域。
- 阅读“营养成分表”：重点关注“钠含量”（≤120mg/100g 为低盐）、“反式脂肪”（含量为 0 最佳）。

3. 家庭场景

儿童零食管理：

- 用“彩虹饮食法”引导孩子选择不同颜色的蔬果（红番茄、绿黄瓜、紫葡萄）。
- 将高糖零食作为“每周一次”的奖励，而非日常零食。

（四）行为心理学技巧：降低对不健康零食的渴望

1. 延迟满足

当想吃零食时，先喝一杯水或做 10 个深蹲，等待 15 分钟再决定是否继续。

2. 感官替代

用空气炸锅烤红薯（焦香感）替代薯条，或嚼无糖口香糖（刺激唾液分泌）。

3. 环境干预

将不健康零食锁进柜子，家中常备健康零食可视化（如放在茶几显眼处）。

（五）长期习惯养成计划

1. 21 天挑战

连续 21 天记录每日零食，逐渐替换为健康选项。

2. 营养教育

学习食品标签解读（如“NRV%”表示营养素参考值百分比）。

3. 社群支持

加入健康饮食打卡群，互相监督，避免复食。

结语

避免高负担零食的底层逻辑

（1）能量平衡原则：零食摄入需计入全天总热量，避免“正餐吃少+零食放纵”的恶性循环。

（2）营养密度优先：选择每 100g 含 ≥3 种营养素（如维生素、矿物质、膳食纤维）的食物。

（3）可持续性：允许偶尔适度享用（如每月 1 次小份炸鸡），避免过度压抑引发报复性进食。

第四章 特定食物与身高增长

第一节 奶制品：钙与蛋白质的双重保障

一、奶制品的双重营养价值

（一）钙：骨骼健康的“基石”

1. 含量与吸收

每 100ml 牛奶含钙约 100~120mg（天然食物中最高），且乳钙吸收率高达 30%~40%（高于植物钙）。

- **关键协同因子：**维生素 D 可显著提高钙吸收率（如搭配日晒或强化奶制品）。

2. 生理功能

- 构建骨骼和牙齿（儿童/青少年期）、维持骨密度（中老年预防骨质疏松）。
- 参与神经传导、肌肉收缩等生理活动。

（二）蛋白质：生命的“建筑原料”

1. 含量与类型

每 100g 牛奶含 3~4g 优质蛋白（乳清蛋白+酪蛋白），含有人体所需全部 8 种必需氨基酸。

- **酪蛋白：**缓释吸收，夜间饮用助眠并促进肌肉修复。
- **乳清蛋白：**快速吸收，适合运动后补充。

2. 功能优势

- 维持肌肉量（尤其对于老年人和健身人群）。
- 促进免疫细胞合成，增强抵抗力。

二、常见奶制品的营养对比与选择指南

奶制品	钙含量（mg/100g）	蛋白质含量（g/100g）	特点与适用人群或场景
全脂牛奶	120	3.3	营养全面，适合儿童、孕妇及健康成人
低脂牛奶	120	3.1	减脂人群首选，保留大部分钙和蛋白质
脱脂牛奶	120	2.8	极低热量，需搭配其他营养源
酸奶	100~150（强化型）	2.5~4.0（希腊酸奶更高）	含益生菌，助消化，适合餐后或加餐
奶酪	700~1000（切达奶酪）	25~35	钙和蛋白质高度浓缩，需控制量（如 30g=1 片）
植物基奶	80~120（强化型）	2~3	天然乳糖不耐受者或素食者选择的替代品

科学选择策略

- **钙需求优先：**选强化钙的植物奶（如杏仁奶+钙强化）或高钙奶酪。
- **蛋白质需求优先：**希腊酸奶（蛋白含量≈普通酸奶2倍）、奶酪。
- **控糖/控脂：**选无糖酸奶、低脂奶酪，避免添加糖的调味奶。

三、特殊人群的奶制品摄入建议

1. 儿童与青少年

- **目标：**每日500ml牛奶+适量奶酪，支持生长发育。
- **注意：**避免含糖乳饮料替代纯牛奶。

2. 孕妇与哺乳期女性

- **需求增加：**钙需求比成人高30%~50%，每日需1000mg钙（约2杯牛奶+1片奶酪）。
- **推荐：**低脂高钙牛奶+活性益生菌酸奶，促进胎儿骨骼发育及肠道健康。

3. 中老年人

- **防骨松关键：**每日至少300ml牛奶+100g豆腐，补充维生素D（如日晒或强化食品）。
- **乳糖不耐受：**选择发酵酸奶（益生菌分解乳糖）或低乳糖牛奶。

4. 健身人群

- **运动后恢复：**200ml低脂牛奶+蛋白粉（酪蛋白缓释吸收）。
- **增肌需求：**希腊酸奶（每150g含15g蛋白质）作为加餐。

四、常见误区与科学对策

（一）喝牛奶会致癌

- **真相：**国际权威机构（WHO、FAO）均未将牛奶列为致癌物。适量饮用（每日≤500ml）反而降低结直肠癌风险。

（二）植物奶完全替代牛奶？

- **问题：**多数植物奶未强化钙和维生素D，蛋白质含量也较低。
- **对策：**选择强化型植物奶（如豆奶+钙+维生素D），并搭配其他高钙食物（如绿叶菜）。

（三）奶酪是高脂肪“垃圾食品”

- **真相：**适量奶酪（如30g切达）可提供每日20%的钙需求，其脂肪以不饱和脂肪酸为主（如茅屋芝士）。
- **注意：**避免过量摄入加工奶酪（如芝士蛋糕），因其高盐高糖。

（四）空腹喝牛奶伤胃

- **科学解释：**乳糖不耐受者空腹饮用可能引发不适，但健康人群空腹饮用无害。可先吃少量淀粉类食物（如面包）缓冲。

结语

奶制品的科学摄入原则

（1）总量控制：成人每日300ml液态奶+适量奶酪/酸奶（约300~500g奶制品）。

（2）强化营养：优先选择强化钙、维生素D的奶制品（尤其老年人）。

（3）多样化搭配：

- 牛奶+坚果（钙+健康脂肪）。
- 酸奶+蓝莓（蛋白质+抗氧化剂）。

（4）规避风险：

- 避免高温加热牛奶（破坏乳清蛋白结构）。
- 乳糖不耐受者选择发酵乳制品或低乳糖产品。

第二节　绿叶蔬菜：维生素K与骨骼健康

一、维生素K与骨骼健康的“核心关联”

（一）维生素K的生理功能

- **骨钙素活化**：维生素K是合成骨钙素（一种骨骼中关键的钙结合蛋白）的必需辅因子，帮助钙沉积到骨骼中，直接提升骨密度。
- **调节骨代谢**：通过抑制破骨细胞活性（减少骨吸收）和促进成骨细胞分化（增加骨形成），双向维护骨健康。
- **血管钙化预防**：防止钙在血管壁异常沉积，间接降低骨质疏松风险（血管健康与骨健康密切相关）。

（二）缺乏维生素K的后果

- **骨密度下降**：研究显示，维生素K缺乏者髋部骨折风险增加2~3倍（即使钙和维生素D充足）。
- **儿童发育异常**：影响骨骼生长和牙齿矿化，导致佝偻病样症状。

二、绿叶蔬菜：维生素K的“天然仓库”

（一）维生素K含量排行（每100g）

蔬菜	维生素K（μg）	备注
菠菜（生）	467	烹饪损失约30%，建议快炒保留
羽衣甘蓝（生）	325	冻干后含量更高（约1000μg）
西兰花（生）	101	花椰菜含量略低（约71μg）
芥菜（生）	283	中国南方常见的高钾低钠蔬菜
生菜（生）	48	含量较低，需大量食用补充

（二）维生素 K 的稳定性

- **烹饪影响：**水煮或快炒对维生素 K 破坏较小（损失约 10%～30%），但长时间高温煎炸会显著降解。
- **储存建议：**绿叶蔬菜冷冻后维生素 K 保留率较高，建议密封冷冻保存。

三、科学摄入建议：如何通过绿叶蔬菜保护骨骼

（一）每日推荐摄入量

（1）成人：AI（适宜摄入量）为 90μg/天（男性）和 75μg/天（女性），UL（上限）为 1000μg/天。

（2）特殊人群：

- **老年人：**建议增加至 120μg/天，预防骨质疏松。
- **绝经后女性：**联合补充维生素 K、钙（1000mg/天）和维生素 D（800IU/天），效果最佳。

（二）饮食搭配策略

（1）"高维生素 K+高钙"组合：

- 菠菜豆腐汤（钙+维生素 K+植物蛋白）。
- 羽衣甘蓝奶酪焗烤（维生素 K+钙+酪蛋白）。

（2）"维生素 K+维生素 D"协同：

- 晒太阳（促进维生素 D 合成）后食用绿叶蔬菜，提升钙吸收效率。

（三）其他维生素 K 来源

- **发酵食品：**纳豆（维生素 K2 含量极高）、泡菜、酸奶。
- **动物性食物：**蛋黄（维生素 K2）、肝脏（但胆固醇较高，需适量）。

四、常见误区与科学澄清

（一）补钙就能保证骨骼健康

- **真相：**维生素 K 缺乏会导致钙无法有效沉积于骨骼，单纯补钙可能造成血钙升高（增加肾结石风险）。

（二）绿叶蔬菜焯水会流失营养

- **纠正：**焯水时间控制在 1~2 分钟内，维生素 K 损失可降至 10%以内，且能去除草酸（促进钙吸收）。

（三）维生素 K2 比 K1 更重要

科学解释：

- K1 主要来源于植物，负责基础骨代谢。
- K2（如 MK-7）在肠道吸收率更高，对骨骼作用更强，但绿叶蔬菜中 K1 占比更大，且 K1 与 K2 在体内可相互转化。

（四）所有人都需额外补充维生素 K

- **风险提示：**过量维生素 K 可能干扰抗凝血药物（如华法林）的效果，服用此类药物者需遵医嘱控制摄入量。

结语

骨骼健康的“三驾马车”

(1) 维生素 K：绿叶蔬菜+发酵食品，确保骨钙素正常合成。

(2) 钙：牛奶、豆腐、小鱼干等，提供骨骼矿化原料。

(3) 维生素 D：日晒或强化食品，促进钙吸收。

第三节 鱼类：优质蛋白质与 ω-3 脂肪酸

鱼类是人类饮食中优质蛋白质和 ω-3 脂肪酸的重要来源，其营养价值对心血管健康、大脑发育和抗炎作用具有不可替代的作用。

一、鱼类的两大核心营养素

(一) 优质蛋白质：生命的“建筑师”

1. 含量与特点

- 每 100g 鱼类约含 15~25g 蛋白质（比红肉更易消化吸收）。
- 含全部必需氨基酸（如赖氨酸、亮氨酸），其中**肌苷酸**（鲜味物质）赋予鱼肉独特风味。

2. 生理功能

- 修复组织（肌肉、骨骼）、合成酶和激素。
- 增强免疫力（如鱼类蛋白中的抗体成分）。

(二) ω-3 脂肪酸：抗炎与心脑健康的“超级营养素”

1. 主要类型

- **EPA（二十碳五烯酸）：**降低甘油三酯、缓解炎症。
- **DHA（二十二碳六烯酸）：**构成大脑和视网膜细胞膜，促进神经发育。

2. 健康效益

- **心血管保护：**降低血压、减少心律失常风险（如三文鱼、鲭鱼）。
- **抗炎抗氧化：**缓解关节炎症状，抑制自由基损伤（如鳕鱼、沙丁鱼）。
- **大脑功能：**提升认知能力，预防阿尔茨海默病（如金枪鱼、秋刀鱼）。

二、鱼类的营养价值分级

鱼类	蛋白质含量（g/100g）	ω-3 脂肪酸（mg/100g）	特点
三文鱼	22~25	1000~2000	高 DHA，适合孕妇、婴幼儿及脑力工作者
鲭鱼	20~23	2000~3000	EPA 含量极高，心血管疾病患者优选
鳕鱼	18~20	500~800	低脂高蛋白，适合减肥及“三高”人群
沙丁鱼	19~22	1000~1500	小型、鱼刺少，对儿童及老年人友好

续表

鱼类	蛋白质含量（g/100g）	ω-3 脂肪酸（mg/100g）	特点
鲈鱼	18~20	200~400	营养丰富的淡水鱼，淡水鱼中的营养优选

三、科学摄入建议

（一）推荐摄入量

1. 成人

WHO 建议每周至少吃 2 次深海鱼（每次约 100~150g），相当于每日摄入 250~500mg ω-3 脂肪酸。

2. 特殊人群

- **孕妇/哺乳期女性：**每周 3 次深海鱼（补充 DHA 促进胎儿大脑发育）。
- **老年人：**增加鱼类摄入量至每周 4 次，延缓认知衰退。

（二）食用原则

1. 优选深海鱼

三文鱼、鲭鱼、鳕鱼等（富含 ω-3）。

2. 避免高汞风险

- 慎食大型掠食性鱼类（如鲨鱼、剑鱼、金枪鱼），每周不超过 1 次。
- 孕妇、儿童严格限制高汞鱼类摄入。

（三）烹饪方法

1. 保留营养最大化

- **蒸、煮、炖：**温度低于 100℃，避免高温破坏脂肪酸。
- **低温油煎：**用少量橄榄油短时间煎制（如三文鱼）。

2. 避免过度加工

熏鱼、腌鱼（如咸鱼）含亚硝酸盐，增加致癌风险。

四、常见误区与科学澄清

（一）所有鱼类都有同等营养

- **真相：**深海鱼（冷水域）比浅海鱼富含 ω-3，养殖鱼（如鲑鱼）的 ω-3 含量取决于饲料。

（二）吃鱼越多越好

- **风险提示：**过量摄入可能增加出血倾向（如服用抗凝血药物者需控制）。

（三）油炸鱼也能补充 ω-3

- **科学解释：**高温油炸会氧化脂肪酸，破坏营养价值，且有增加反式脂肪的风险。

（四）素食者无法获取 ω-3

- **替代方案：**亚麻籽、奇亚籽、藻类 DHA 补充剂（需选择纯度高、无重金属污染的产品）。

结语

吃鱼的“黄金法则”

（1）频率优先：每周至少 2 次深海鱼，搭配 1 次淡水鱼（如鲈鱼）。

（2）烹饪优化：蒸煮为主，避免油炸；搭配柠檬汁或香草提鲜。

（3）人群定制：

- **儿童：**沙丁鱼、鳕鱼（刺少易消化）。
- **健身人群：**三文鱼、鲭鱼（高蛋白+抗炎）。

（4）可持续选择：优先选购认证的可持续渔业产品（如 MSC 认证），保护海洋生态。

第四节　豆制品：植物性蛋白质与钙的优质来源

一、豆制品的双重营养优势

（一）植物性蛋白质：素食者的“理想选择”

1. 含量与质量

每 100g 大豆含 36~40g 蛋白质（远超谷物），且为完全蛋白（含全部 8 种必需氨基酸）。

2. 消化利用率

通过发酵（如豆腐、纳豆）或与其他谷物（如大米）搭配，可显著提高利用率（如大豆蛋白+米饭的利用率达 90%）。

3. 生理功能

- 修复组织、维持肌肉量（尤其素食者和老年人）。
- 降低慢性病风险（如心血管疾病、糖尿病）。

（二）钙的优质来源：超越乳制品的潜力

1. 钙含量对比

- **豆腐（北豆腐）：**138mg/100g（接近牛奶）。
- **豆浆（未强化）：**10mg/100ml（需强化后达标）。
- **奶酪：**700~1000mg/100g（浓缩型）。

2. 钙吸收率

豆制品中的钙与植酸结合，需通过发酵（如纳豆）或搭配维生素 D（如日晒）提高吸收率。

二、常见豆制品的营养对比与选择指南

豆制品	蛋白质（g/100g）	钙（mg/100g）	特点与适用场景
北豆腐	8.1	138	高钙、低脂，适合炖汤、凉拌
南豆腐（嫩豆腐）	6.9	117	质地细腻，适合羹汤、火锅

续表

豆制品	蛋白质（g/100g）	钙（mg/100g）	特点与适用场景
豆浆（未强化）	3.0	10	需强化钙和维生素 D，替代牛奶
豆干	21.6	284	高蛋白、高钙，零食替代品
纳豆	19.2	147	含纳豆激酶（辅助溶栓）和益生菌
腐竹	26.5	77	高蛋白、低脂，适合炒菜、煮汤

科学选择策略

- **钙需求优先：**选北豆腐、豆干、腐竹（钙含量>100mg/100g）。
- **蛋白质需求优先：**选豆干、腐竹、纳豆（蛋白质>20g/100g）。
- **控糖/控脂：**选北豆腐、嫩豆腐（低 GI、低脂）。

三、特殊人群的豆制品摄入建议

（一）素食者/乳糖不耐受者

1. 目标

每日至少 100g 大豆制品（约 2 块北豆腐），补充优质蛋白和钙。

2. 搭配建议

- 豆浆+维生素 D 强化剂（提升钙吸收）。
- 豆腐+深绿色蔬菜（如菠菜，补充维生素 K 促进钙沉积）。

（二）更年期女性

- **需求：**每日需 1200mg 钙（约 1.5 块北豆腐+300ml 强化豆浆）。
- **推荐：**豆腐炖鱼（钙+维生素 D）、纳豆拌西兰花（植物雌激素+膳食纤维）。

（三）老年人

防骨质疏松的关键：

- 每日摄入 150g 豆腐+日晒 20 分钟（维生素 D 合成）。
- 避免过多摄入嘌呤（如豆干），痛风患者需控制量。

（四）健身人群

- **运动后恢复：**豆干（20g 蛋白质）+蓝莓（抗氧化），促进肌肉合成。
- **增肌餐单：**腐竹炒牛肉（植物蛋白+动物蛋白互补）。

四、常见误区与科学澄清

（一）豆制品会导致尿酸升高（痛风）

- **真相：**大豆嘌呤含量中等（约 68mg/100g），但制成豆腐后嘌呤大幅降低（<50mg/100g）。适量食用（每日 100g 以内）不会诱发痛风。

（二）豆浆不能替代牛奶

- **科学解释：**未强化豆浆钙含量低（约 10mg/100ml），但强化后可接近牛奶（需额外添加碳酸钙或维生素 D)。

(三) 吃豆制品会胀气

应对措施:

- 选择发酵豆制品（如纳豆、酸奶豆腐），减少产气成分。
- 逐渐增加摄入量，让肠道菌群适应。

(四) 植物蛋白不如动物蛋白

- **数据反驳:** 大豆蛋白的生物价（BV）为 80~90（接近鸡蛋），且含异黄酮等抗氧化物质，综合营养价值更高。

结语

豆制品的科学摄入原则

(1) 总量控制：成人每日建议 100~150g 大豆制品（约 1.5~2 块北豆腐）。

(2) 多样化搭配：

- **蛋白质搭配:** 豆腐+鸡胸肉（动植物蛋白互补）。
- **钙搭配:** 豆腐+维生素 D 强化食品（如强化豆浆）。

(3) 烹饪优化：

- 豆腐避免反复加热（蛋白质变性易碎）。
- 豆浆充分煮沸（去除皂苷，减少腹胀）。

(4) 规避风险：

- 痛风急性期避免大量食用未发酵豆制品。
- 肾功能不全者需控制豆制品摄入量（高蛋白负荷）。

第五节 水果：维生素、矿物质与纤维的宝库

水果是人类饮食中维生素、矿物质和膳食纤维的重要天然来源，其多样化的营养成分对维持免疫功能、调节代谢、促进肠道健康具有不可替代的作用。

一、水果的三大核心营养素

(一) 维生素：抗氧化与免疫支持的“先锋”

1. 维生素 C

- **来源:** 柑橘类（橙子、柠檬）、浆果类（草莓、蓝莓）、猕猴桃。
- **功能:** 促进胶原蛋白合成、增强免疫力、抗氧化（中和自由基）。
- **数据:** 每 100g 鲜橙子含维生素 C 约 53mg（接近成人每日推荐量 65mg 的 80%）。

2. 维生素 A 与 β-胡萝卜素

- **来源:** 芒果、胡萝卜（虽然属于蔬菜，但常被归为水果类）、南瓜。

- **功能：** 维持视力、皮肤健康，保护呼吸道黏膜。

3. 维生素 K

- **来源：** 绿叶菜水果（如羽衣甘蓝、牛油果）。
- **功能：** 辅助钙沉积骨骼，预防血管钙化。

（二）矿物质：维持电解质平衡与细胞功能的“基石”

1. 钾

- **来源：** 香蕉、牛油果、椰子水。
- **功能：** 调节血压、平衡钠摄入，预防肌肉痉挛。
- **数据：** 每 100g 香蕉含钾 358mg（占成人每日推荐量 2500mg 的 14%）。

2. 镁

- **来源：** 黑巧克力（70%以上）、榴梿、菠菜。
- **功能：** 放松神经肌肉、改善睡眠质量。

3. 铁

- **来源：** 樱桃、杏子、红枣（干）。
- **功能：** 预防贫血，尤其适合素食者。

（三）膳食纤维：肠道健康的“隐形推手”

1. 分类与作用

- **可溶性纤维（果胶、β-葡聚糖）：** 延缓血糖上升（如苹果、燕麦）。
- **不可溶性纤维（纤维素、半纤维素）：** 促进肠道蠕动（如芹菜、火龙果）。

2. 健康效益

- 降低胆固醇、调节血糖、预防便秘。
- 增加肠道益生菌（如猕猴桃、石榴）。

二、水果的营养价值分级与推荐摄入量

（一）营养密度排行（按维生素 C 含量）

水果	维生素 C（mg/100g）	其他亮点营养素
刺梨	2589	含超氧化物歧化酶（SOD）
猕猴桃	92	维生素 E、钾
西柚	33	叶黄素、膳食纤维
蓝莓	24	花青素、锰

（二）科学摄入建议

- **每日推荐量：** 成人 200~350g 新鲜水果（约 1~2 个苹果或 1 小串葡萄）。
- **黄金搭配策略：**
- **色彩搭配：** 红（草莓）、橙（柑橘）、紫（蓝莓）、绿（奇异果）组合，确保抗氧化物质多样性。

- **蛋白质协同：**香蕉+坚果酱（碳水+健康脂肪）、苹果+鸡胸肉（膳食纤维+优质蛋白）。

三、特殊人群的水果选择指南

（一）糖尿病患者

- **推荐水果：**低 GI 水果（<55），如草莓、柚子、青苹果。
- **限制水果：**高 GI 水果（≥60）如香蕉、榴梿、荔枝（每日不超过 100g）。
- **注意事项：**避免果汁（升糖指数高），直接食用完整水果以保留膳食纤维。

（二）孕妇

- **关键营养素：**叶酸（预防神经管缺陷）、维生素 A（促进胎儿视力发育）。
- **推荐水果：**牛油果（叶黄素）、橙子（维生素 C）、草莓（叶酸）。

（三）老年人

- **重点需求：**易咀嚼、高纤维、高钾。
- **推荐水果：**香蕉（钾）、木瓜（β-胡萝卜素）、猕猴桃（维生素 C）。

（四）健身人群

- **运动前：**香蕉（快速供能）、葡萄干（天然电解质）。
- **运动后：**蓝莓（抗氧化）、芒果（碳水化合物+维生素 C）。

四、常见误区与科学澄清

（一）误区——所有水果都适合空腹吃

真相：

- **酸性水果**（如柠檬、菠萝）空腹吃可能刺激胃黏膜。
- **高鞣酸水果**（如柿子）空腹食用易引发胃结石。

（二）误区——果汁=健康水果

风险提示：

- 果汁去除了膳食纤维，升糖指数（GI）高达 80~90（接近白糖）。
- 市售果汁含大量添加剂（如防腐剂、甜味剂）。

（三）误区——水果越甜越好

科学解释：

- 甜味主要来自果糖，过量摄入可能增加肥胖和脂肪肝风险（如榴梿、荔枝）。

（四）误区——吃水果能代替蔬菜

数据对比：

- 蔬菜平均膳食纤维含量为 2~3g/100g，水果仅为 1~2g/100g。
- 深色蔬菜（如西兰花）的维生素 K 含量远超水果。

结语

吃水果的科学原则

（1）优先新鲜：冷冻水果（如蓝莓）可作为替代，但避免罐头水果（高糖高钠）。

（2）控量不控质：即使是健康水果（如牛油果），过量摄入仍会导致热量超标。

（3）时间优化：

- **上午 10 点/下午 3 点：** 作为加餐，补充能量并稳定血糖。
- **避免睡前：** 某些水果（如西瓜）含水量高，可能影响睡眠质量。

（4）规避风险：

- 慢性病患者（如肾病）需控制高钾水果（如香蕉）摄入量。
- 过敏体质者慎食芒果、菠萝等易致敏水果。

第五章　各阶段实践指导

第一节　生长发育周期

从生命发育周期来看，胎儿期、出生后第一年（婴儿期）、青春期被普遍认为是生长发育的关键时期。

1. 胎儿期

这是生命发育的起点，也是第一个生长发育的黄金时期。在母亲子宫内，胎儿迅速生长发育，各器官、系统逐步发育完善。母亲需保证足够营养摄入，以满足胎儿生长发育的需求。此阶段的营养和环境因素对胎儿的后续发展具有深远影响。

2. 出生后第一年（婴儿期）

婴儿出生后，身高、体重迅速增长，神经系统、生殖系统等也在不断发育。这一时期的喂养和护理至关重要，按需喂养、及时添加辅食等有利于婴儿的生长发育。此阶段也是婴儿形成良好作息习惯、建立安全感的关键时期。

3. 青春期

青春期是由儿童发育到成人的过渡时期，也是生长发育的最后一个黄金时期。在这一阶段，青少年的身高、体重明显增加，淋巴系统发育达到高峰，生殖系统逐渐发育完善。此阶段需要保证足够的营养摄入以满足生长发育的需求。同时，良好的作息习惯、适量的户外运动也对生长发育有积极影响。

综上所述，胎儿期、婴儿期和青春期是生命发育周期中的关键时期，这些阶段的生长发育状况将直接影响个体的后续发展和健康状况。因此，家长和社会应高度重视这些时期的营养、护理和健康教育，为青少年的健康成长提供有力保障。

年龄段	生物学分期
从受精卵发育到胎儿娩出	胎儿期
出生~28 天	新生儿期
0~1 周岁	婴儿期
1~3 周岁	幼儿期
3~6 岁	学龄前期
6~12 岁	学龄期
10~19 岁	青春期
15~24 岁	青年期

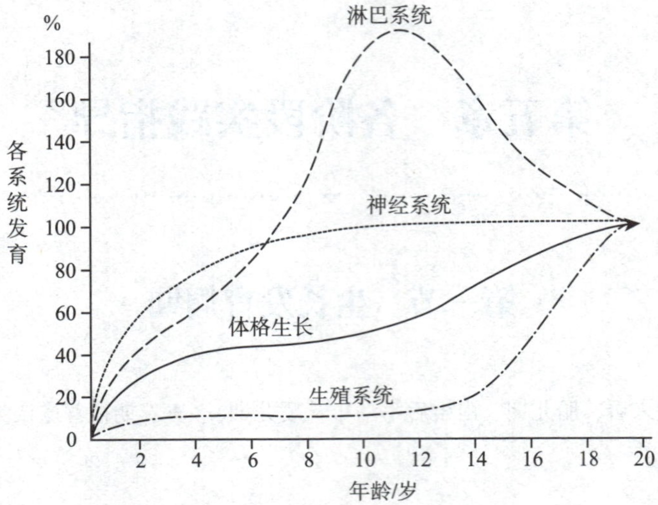

第二节　胎儿期如何“长高高”

一、胎儿发育周期

孕期，一共是 280 天，即 40 周。整个孕期可以分为三个阶段：孕早期、孕中期、孕晚期。

孕期	时间段
孕早期	孕 12 周末之前
孕中期	孕 13 周—孕 27 周末
孕晚期	孕 28 周—至分娩结束

1. 孕早期

这个阶段通常指的是妊娠 12 周末以前，是胚胎形成和基本器官分化的关键时期。在这个阶段，孕妇可能会出现恶心、呕吐等早孕反应，也可能出现尿频、便秘等症状。

2. 孕中期

孕中期指的是妊娠 13 周至 27 周末，这是胎儿快速生长和发育的时期。此时，孕妇的早孕反应逐渐消失，腹部开始隆起，但仍处于相对稳定的状态。

3. 孕晚期

孕晚期从第 28 周开始，直至分娩。在这个阶段，胎儿已经基本成熟，为出生做准备。此时，孕妇的身体负担加重，需要特别关注身体状况和胎儿的健康。妊娠满 37 周至不满 42 周（259~293 天）被称为足月妊娠，这意味着胎儿已经发育完全，随时可能出生。

值得注意的是，虽然孕期通常是 280 天，但提前或错后 2 周分娩都属于正常现象。因此，孕妇在孕期应定期进行产前检查，以了解胎儿的发育情况和自身的健康状况。同时，孕妇在孕期也应注意保持良好的生活习惯和心态，确保自己和胎儿的健康。

二、胎儿各期生长所需营养

在胎儿这段神奇的成长旅程中，促进其身高增长的秘诀在于为母体提供全面而均衡的营养支持。胎儿的身高发育并非孤立进行，而是与母体的营养状况紧密相连，宛如一颗茁壮成长的幼苗，需要肥沃的土壤与充足的阳光雨露。

虽然怀孕期间需摄取均衡营养，但每个阶段胎儿器官系统有不同的变化，缺乏该时期营养素，可能阻碍胎儿发育，下面我们就一起来看看在孕期，营养对胎儿的影响：

1. 怀孕 2~3 周

血液循环开始，甲状腺组织、肾脏、眼睛、耳朵形成，饮食要求为均衡的饮食。

2. 怀孕 4 周

四肢开始发展，脑部、脊髓、口腔、消化道开始形成，饮食要求为多摄入含钙、铁、铜、维生素 A 多的食物，如奶、鱼、蛋、红绿色蔬菜、内脏、蛋黄、牛奶、黄绿色蔬菜、鱼肝油等。

3. 怀孕第 5 周

胎儿的脑神经出现，肌肉中的神经开始分布，所需的营养素为脂肪、蛋白质、钙、维生素 D 等，要多食含此类营养素多的食物，如脂肪、奶、鱼、蛋、红绿色蔬菜等。

4. 怀孕第 6 周

胎儿的骨架形成，肌肉发育，口、鼻腔发展，气管、支气管出现，肝脏制造红细胞，此时需要多摄入含镁、钙、磷、维生素 D、维生素 A、铜、铁多的食物，如肝、蛋、牛奶、乳酪、鱼、鱼肝油、黄绿色蔬菜等。

5. 怀孕第 7 周

胎儿的胃发育完成、视神经形成、性器官分化出来，此时需要多吃含维生素 B1、维生素 B2 及维生素 A 等丰富的食物，如胚芽米、麦芽、米糠、豆、酵母、内脏、牛奶、蛋黄、乳酪、黄绿色蔬菜、胡萝卜等。

6. 怀孕第 8 周

胎儿的指头、唇部形成，耳朵发育完成，需要多食一些含蛋白质、钙、硫、维生素 A 丰富的食物，如奶、肉、蛋、鱼、豆、黄绿色蔬菜等。

7. 怀孕第 10 周

胎儿的膀胱、手指甲、脚指甲形成，需要多食一些含维生素 A、蛋白质、钙丰富的食物，如肝、蛋、乳酪、奶、鱼、豆、黄绿色蔬菜等。

8. 怀孕第 12 周

胎儿的肺形状出现雏形，甲状腺分泌激素，需要多食一些含维生素 A 丰富的食物，如肝、奶、蛋黄、乳酪、黄绿色蔬菜等。

9. 怀孕第 16 周

胎儿的中央门牙长出，毛发出现，需要多食一些含钙、氟、硫、蛋白质丰富的食物，如奶、鱼、蛋、红绿色蔬菜、豆、海产、骨质食物等。

10. 怀孕第 24 周

胎儿的眼睛发育完成，需要多食一些含蛋白质、维生素 A 丰富的食物，如鱼、黄绿色蔬菜、肝、蛋、奶、乳、酪、肉等。

11. 怀孕第28周

胎儿的神经系统调节身体功能发育成熟，可多食含钙、钾、钠、氯、维生素D、烟酸等丰富的食物，如鱼、肉、奶、蛋、脂肪、米、饭、面条、马铃薯等。

12. 怀孕第36周

胎儿的皮脂腺活动旺盛，可多食用一些含丰富蛋白质、脂肪、糖丰富的食物，如鱼、肉、奶、蛋、脂肪、米、饭、面条、马铃薯、玉米等。

三、孕妇科学膳食指南

孕妇科学补充营养素是保障胎儿健康生长的关键。那么，孕期究竟补充哪些营养素，如何补充？

第一，补充叶酸。

富含叶酸的食物有动物肝脏、蛋类、豆类、酵母、绿叶蔬菜、水果及坚果类。但天然食物中存在的叶酸是四氢叶酸的各种衍生物，均为还原型，烹调加工或遇热易分解，生物利用率较低。

叶酸补充剂是合成的氧化型单谷氨酸叶酸，稳定性好，生物利用率高。孕前每天补充400μg叶酸，持续3个月，可使红细胞叶酸浓度达到有效预防子代神经管畸形发生的水平；孕期继续每天补充叶酸400μg，可满足机体的需要。

第二，常吃含铁丰富的食物。

孕中晚期每日铁的推荐摄入量为24mg和29mg。孕妇每天摄入20~50g瘦肉可提供铁1~2.5mg；每周摄入1~2次动物血和肝脏，每次20~50g，可提供铁7~15mg，基本能满足孕期增加的铁需要。动物血、肝脏及红肉中含血红素铁丰富，吸收率高，每日摄入瘦肉50~100g，每周摄入1~2次动物血或肝脏20~50g，可满足对铁的需要，同时摄入含维生素C较多的蔬菜水果，有助于提高铁的吸收利用率。含铁和维生素C丰富的菜肴，有猪肝炒青椒、鸭血炒韭菜等。

第三，选用碘盐。

依据我国现行食盐强化碘量25mg/kg，碘的烹调损失率20%，每日食盐摄入量5g计算，可摄入碘约100μg，可达到成年人推荐量。孕期每天对碘的需要量增加110μg，碘缺乏可导致胎儿发育不良、智力低下。此外建议备孕期和孕期妇女除食用碘盐外，每周吃1~2次富含碘的海产食品，如：海带（鲜品或水发品，100g）、紫菜（干品，2.5g）、裙带菜（干品，0.7g）等。含碘的食谱有海带炖豆腐、紫菜蛋花汤等。

第四，补充维生素D。

天然食物中维生素D的含量较低，动物肝脏、蛋黄中含量相对较高。人体皮肤经紫外线照射可以合成维生素D，妇女平均每天接受阳光照射10~20分钟，所合成的维生素D能够满足身体的需要。户外活动不足或不能通过晒太阳合成维生素D的妇女，可服用维生素D补充剂400IU/d。

第五，额外补充钙。

孕期钙推荐摄入量比一般女性每天增加200mg，总量达到1000mg。奶类富含钙且易于吸收，是钙的最好食物来源。孕期每天饮奶总量达500ml，则可获得500mg多的钙，另外可选用绿色蔬菜、豆制品、虾皮、小鱼等含钙较丰富的食物，或额外补充钙剂达到1000mg。

第六，补充 DHA。

DHA 具有促进胎儿大脑发育的作用，可以多吃一些海鱼，或者每天补充 200mgDHA 制剂。

总之，孕期在保持合理体重增加的同时，要补充充足的营养素，这样胎儿才能健康地长大哦！

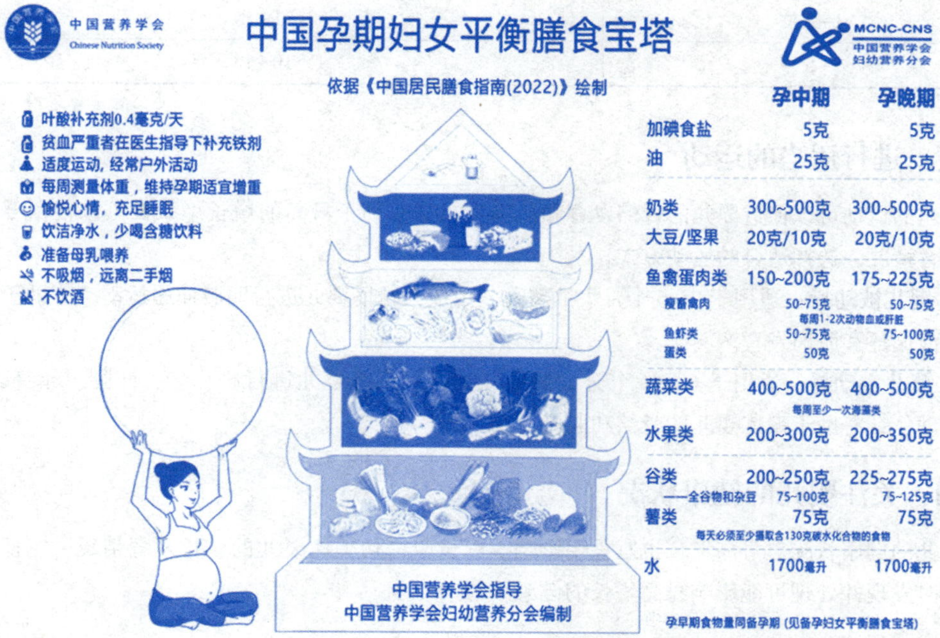

第三节 婴儿期如何“长高高”

一、提供均衡的营养

营养是婴儿生长发育的基础。家长应为婴儿提供均衡的饮食，确保摄入足够的蛋白质、钙质、维生素 D 等关键营养素。

- **蛋白质：** 是构成婴儿身体组织的基本物质，对身高增长有重要作用。家长可以通过母乳或配方奶喂养，以及适时添加辅食（如鸡蛋、鱼肉等）来满足婴儿对蛋白质的需求。
- **钙质：** 是构成骨骼和牙齿的主要成分，对婴儿的身高增长至关重要。家长可以通过添加含钙丰富的辅食（如牛奶、豆制品、绿叶蔬菜等）来补充钙质。
- **维生素 D：** 有助于钙质的吸收和利用，对骨骼健康至关重要。家长可以通过让婴儿多晒太阳、适量补充维生素 D 补充剂等方式来确保维生素 D 的摄入。

二、确保充足的睡眠

充足的睡眠对婴儿的生长发育至关重要。生长激素主要在夜间分泌，因此，婴儿需要保证足够的睡眠时间，以刺激生长激素的分泌。家长应为婴儿创造一个安静、舒适的睡眠环境，并培养其良好的睡眠习惯。以下为可供参考的不同年龄儿童推荐睡眠时长。（《0 岁 ~5 岁儿童睡眠卫生指南》）

年（月）龄	睡眠时长（小时）
0~3 月	13~18
4~11 月	12~16
1~2 岁	11~14
3~5 岁	10~13

三、进行适当的运动

适当的运动可以促进婴儿的骨骼发育和肌肉生长，有助于身高的增长。家长可以根据婴儿的年龄和发育情况，选择适合的运动方式。

- **婴儿被动操：**适用于 2~6 个月大的婴儿，由成人帮助婴儿进行四肢伸屈运动，有助于促进婴儿的血液循环和肌肉发育。
- **婴儿主动操：**适用于 6~12 个月大的婴儿，可以训练婴儿进行爬、坐、仰卧、起身、扶站、扶走等动作，有助于锻炼婴儿的骨骼和肌肉。

四、关注婴儿的健康状况

婴儿的健康状况对身高增长也有重要影响。家长应密切关注婴儿的生长发育情况，定期进行体检，及时发现并处理可能影响身高增长的健康问题。

五、避免过度干预

虽然家长们都希望婴儿能长高，但应避免过度干预婴儿的生长发育过程。每个婴儿的生长速度和发育轨迹都是独特的，家长应尊重婴儿的自然生长规律，避免盲目追求身高增长而采取不当措施。

综上所述，通过确保充足的睡眠、提供均衡的营养、进行适当的运动、关注婴儿的健康状况以及避免过度干预等措施，可以在婴儿期促进婴儿身高的增长。但请注意，这些建议仅供参考，具体应根据婴儿的实际情况和医生的建议进行调整和实施。

第四节　青春期如何“长高高”

青春期是人体生长发育的黄金时期，也是骨骼生长发育的高峰时期，即使不采取任何措施，在这个时期也是会长高的。但通过营养供应、体育锻炼、规律作息等方法，可以使长高更明显。

一、青春期生长发育特点

青春期	年龄（岁）		表现	发育速度
	男	女		
初期	11~14	10~13	身高生长突增	快
中期	15~19	14~17	性器官和第二性征发育为主	慢
后期	20~22	18~21	身体各部分缓慢发育至成人水平	滞

二、青春期长高如何实践

1. 营养供应

（1）多吃富含钙和蛋白质的食物。如牛奶、豆制品、肉类、蛋类等，补充钙质有利于促进骨骼的正常发育，帮助身高的增长。

（2）多吃富含维生素的水果。比如苹果、猕猴桃、橙子等，这些水果富含维生素 C 和其他有助于骨骼健康的营养素。

2. 规律作息

年龄（岁）	建议睡眠时长（小时）
6~12	9~12
13~17	8~10

- **保证充足睡眠：** 儿童和青少年的睡眠时间应该达到每天 8~10 小时，且尽量在 10 点钟之前入睡。因为生长激素的分泌高峰主要是在夜间 10~12 点，足够的睡眠时间有利于保证生长激素的分泌量。
- **避免熬夜：** 熬夜会影响生长激素的分泌，对身高增长不利。

3. 体育锻炼

- **弹跳运动：** 如篮球、排球、跳绳、跳高等，这些运动可以增强下肢力量，促进生长激素的分泌，有助于促进长骨发育。
- **伸展运动：** 如体前屈、引体向上、吊环等，这些运动有助于四肢骨骼和肌肉的拉伸，可以增加身体活动，促进关节血液供应，以辅助长高。
- **全身性运动：** 如游泳、慢跑等，这些运动可以加快身体代谢，促进身体协调，有助于辅助长高。

4. 心理调节

青春期孩子可能会有比较多的负面情绪，这些情绪对长高是不利的。因此，家长应当经常关心、聆听孩子的感受，帮助孩子保持乐观、向上、愉快的心情。

综上所述，青春期想要长高需要从营养供应、体育锻炼、规律作息和心理调节等多方面进行努力。这些方法并不是孤立的，而是相互关联、相互促进的。只有综合考虑这些因素，才能更有效地促进身高的增长。

5. 男生篇

（1）均衡饮食。

- **关键营养素：** 确保摄入足够的蛋白质（如鸡肉、牛肉、鱼、奶制品和豆类）、钙和锌，这些营养素对骨骼和肌肉的生长至关重要。
- **案例：** 有数据显示，青春期男生在均衡饮食的条件下，每年大约能长高 10cm，平均每个月大约长高 1cm。

（2）体育锻炼。

- **有氧运动：** 参与篮球、足球等有氧运动，可以刺激生长激素的分泌，促进骨骼生长。

- **拉伸运动：**定期进行拉伸运动，有助于身体伸展，增加身高。
- **案例：**某 14 岁男生，近年来生长缓慢，经过一个暑假的篮球训练干预后，身高增长了 3. 6cm。

（3）良好的生活习惯。

- **充足睡眠：**青春期男生每天需要 8~10 小时的睡眠时间，确保足够的休息有助于促进生长激素的分泌和骨骼的发育。
- **避免不良习惯：**抽烟和过度饮酒都可能抑制生长，保持健康的生活习惯至关重要。

（4）定期医疗检查。

- **及时检查：**定期去医院进行身体检查，排除可能影响生长的健康问题。
- **案例：**一名 16 岁男生，骨龄完全闭合后，经过专业干预，20 天内身高增长了 1cm，3 个疗程后共增长了 2.3cm。

6. 女生篇

（1）均衡饮食。

- **关键营养素：**女生需要更多的铁来补偿月经损失，以及蛋白质和钙来支持生长。多吃瘦肉、蔬菜、全谷食品和奶制品。
- **案例：**青春期女生在合理饮食的条件下，10~21 岁之间可以长高 25cm 左右。

（2）活跃锻炼。

- **有氧运动：**跳绳、游泳和瑜伽等运动可以刺激生长激素分泌，并有助于身体的柔韧性和平衡。
- **跳跃运动：**如篮球等跳跃类运动，有助于促进骨骼生长。
- **案例：**一名 13 岁女生，骨龄基本闭合，经过 2 个月的篮球训练干预后，身高增长了 3cm。

（3）良好的生活习惯。

- **充足睡眠：**女生同样需要保证每天 8~10 小时的睡眠时间，有助于生长激素的分泌和骨骼的发育。
- **避免过度节食：**极端的饮食习惯可能会抑制生长，确保摄入足够的营养和热量。

（4）保持愉悦心情。

- **避免压力：**持续的压力和焦虑可能会影响身高的增长，可以通过冥想、深呼吸练习等方法来放松身心。
- **案例：**一名 15 岁女生，常常熬夜导致生长缓慢，近一年多来身高无变化，经过干预后，暑假 1 个月内身高增长了 1.2cm。

综合建议

- **通过阳光补充维生素 D：**户外活动和适量的阳光可以增加维生素 D 摄入，促进骨骼健康。
- **限制咖啡因摄入：**咖啡因可能影响钙的吸收，尝试减少咖啡和茶的摄入。
- **定期体检：**及时检查并排除任何可能影响生长的健康问题，确保身体处于健康状态。

第六章 饮食误区与避免策略

第一节 过度节食对身高的影响

一、过度节食对身高的核心影响机制

（一）生长板发育受阻

1. 钙与维生素D缺乏

钙是骨骼矿化的核心成分，维生素D促进钙吸收。若每日钙摄入不足（<800mg/天），生长板软骨细胞无法正常增殖，导致骨龄停滞。

案例：长期素食且未强化钙的青少年，骨密度检测显示生长板闭合提前。

2. 蛋白质不足

生长激素（GH）的合成依赖蛋白质，每日蛋白质摄入低于30g/天可能抑制GH分泌。

数据：营养不良儿童的身高体重比（BMI）常低于同龄人，青春期延迟风险增加2~3倍。

（二）内分泌系统紊乱

1. 甲状腺功能抑制

严重能量不足（<1200kcal/天）可能引发低T3综合征，降低代谢率，间接影响骨生长。

2. 性腺发育停滞

蛋白质和脂肪缺乏会导致性激素（如雌激素、睾酮）合成减少，青春期启动延迟。

（三）微量营养素缺乏的"连锁反应"

1. 锌缺乏

锌参与DNA合成和细胞分裂，缺锌儿童身高年增长率可能下降50%。

2. 铁缺乏性贫血

血红蛋白<90g/L时，氧气输送不足，组织缺氧抑制生长激素释放。

二、不同年龄段的节食风险

（一）儿童期（<12岁）

- **关键窗口期：**生长突增期对营养敏感度高，长期节食可能导致永久性身高损失。
- **典型表现：**

体重指数（BMI）<18.5kg/m^2的儿童，身高比同龄人平均低3~5cm。

案例：某研究显示，青春期前持续半年的极低热量饮食（<800kcal/天），可使成年后身高减少

1~2cm。

(二) 青春期 (10~18 岁)

- **生长板闭合加速:**

钙和维生素 D 不足会加速生长板软骨钙化，导致“生长停滞”。

- **数据:** 每日钙摄入<500mg 的青少年，骨龄比实际年龄大 1~2 年。

(三) 成年期 (≥18 岁)

- **身高不可逆损失:**

骨骼完全闭合后，过度节食仅影响骨密度（如增加骨质疏松风险），但对身高无显著影响。

三、科学规避节食风险的策略

(一) 青春期营养保障

1. 每日必需营养素

- **蛋白质:** 50~60g/天（如鸡蛋 2 个、牛奶 300ml、豆腐 100g）。
- **钙:** 1200mg/天（牛奶+奶酪+绿叶菜）。
- **维生素 D:** 800IU/天（日晒 30 分钟或强化食品）。

2. 饮食模式建议

- 采用“5+2 轻断食”而非极端节食，确保每日热量不低于 1500kcal（青春期女性）或 1800kcal（男性）。

(二) 期预警与干预

1. 监测指标

- 每 3 个月测量身高/体重，对比 WHO 生长曲线。
- 定期检测骨密度（DXA 扫描）和血清 25-羟维生素 D 水平。

2. 营养素补充方案

- 缺钙者：碳酸钙 D3 片（600mg 钙+400IU 维生素 D）。
- 蛋白质不足者：乳清蛋白粉（每日 10~20g）。

3. 社会心理支持

- **纠正误区:**

避免将“瘦=健康”的观念强加给儿童，强调 BMI 在 18.5~23.9kg/m^2 的合理性。

对已有节食倾向者，提供心理疏导并联合营养师制定个性化饮食计划。

四、典型案例分析

(一) 案例——青春期女孩过度节食

(1) 背景：14 岁女生因追求“A4 腰”连续 6 个月每日仅摄入 800kcal。

(2) 后果：

- 身高从 160cm 降至 157cm（骨龄提前 2 年）。
- 月经周期停止（继发性闭经）。

(3) 干预：逐步恢复热量至1500kcal/天+钙+维生素D补充，半年后身高回升至159cm。

(二) 案例——儿童挑食导致的营养不良

(1) 背景：10岁男孩厌食肉类和乳制品，仅靠蔬菜和米饭维持。

(2) 问题：血清锌<30μg/dL（正常范围为50~150μg/dL），身高年增长仅3cm（同龄人为5~7cm）。

(3) 改善：通过高蛋白食谱（鸡蛋+豆腐+鱼）和锌补充剂，3个月内身高增长提速至6cm/年。

结语

身高发育的“营养红线”

(1) 能量底线：青春期每日至少摄入1500kcal（女性）/1800kcal（男性）。

(2) 营养素优先级：蛋白质>钙>维生素D>锌，避免单一营养素缺乏。

(3) 行为建议：

- 拒绝“越瘦越好”的审美标准，关注BMI与生长曲线的动态平衡。
- 避免极端减肥方法（如生酮饮食），其对身高的负面影响可能持续数十年。

第二节 快餐与加工食品的危害

一、核心危害机制

(一) 钙与维生素D严重不足

(1) 钙流失风险：

快餐中奶制品被高热量饮料（如碳酸饮料）替代，导致钙摄入不足（每日<800mg）。

- **案例：**一杯可乐（330ml）的磷酸盐会促进钙从尿液中排出，抵消正餐中部分钙吸收。

(2) 维生素D缺乏：

加工食品中缺乏维生素D强化（如牛奶），且快餐饮食常伴随久坐生活方式，日照不足进一步降低维生素D合成。

- **数据：**全球约30%青少年维生素D不足，直接影响骨钙沉积效率。

(二) 蛋白质质量低下

1. 劣质蛋白占比高

快餐中的蛋白质多来源于加工肉类（如培根、香肠），含较多饱和脂肪和添加剂，生物利用率低。

- **对比：**100g鸡胸肉含优质蛋白23g，而100g培根仅含15g蛋白质且含9g饱和脂肪。

2. 肌肉合成受阻

生长激素（GH）分泌依赖足量优质蛋白，长期低蛋白饮食可能导致肌肉量减少，间接影响骨生长。

（三）高糖、高盐与代谢紊乱

1. 胰岛素抵抗风险

高糖饮料（如含糖奶茶）和精制碳水化合物（如炸鸡套餐）导致血糖波动，长期引发胰岛素抵抗，抑制生长激素分泌。

- **研究：**青少年每日摄入>50g 添加糖，其骨龄比正常饮食者大 1.2 年。

2. 高血压与钙流失

高盐饮食（快餐中钠含量通常>1500mg/餐）增加尿钙排泄，加重钙缺乏问题。

（四）反式脂肪酸与炎症反应

1. 血管钙化风险

反式脂肪酸（如油炸食品）促进血管壁钙化，间接影响骨骼健康（血管钙化与骨密度下降相关）。

2. 慢性炎症

加工食品中的添加剂（如邻苯二甲酸盐）诱发全身性炎症，抑制成骨细胞活性。

二、对身高增长的长期影响

（一）生长板提前闭合

- **机制：**营养不良（如缺钙）导致生长板软骨细胞凋亡加速，骨龄提前。
- **数据：**长期吃快餐的青少年骨龄平均比正常饮食者大 1.5~2 年，最终身高可能少 5~10cm。

（二）骨密度下降

- **案例：**12 岁肥胖儿童若每日摄入>3 次快餐，其腰椎骨密度 Z 值比正常体重儿童低 15%。
- **后果：**成年后骨质疏松风险增加，即使身高正常，骨折率也显著升高。

（三）发育迟缓与青春期停滞

- **蛋白质缺乏：**导致青春期启动延迟（女孩初潮年龄推迟）。
- **内分泌干扰：**高脂饮食可能抑制瘦素分泌，扰乱下丘脑—垂体—性腺轴功能。

三、科学规避策略

（一）严格限制快餐频率

- **WHO 建议：**每周快餐摄入不超过 1 次，避免含糖饮料和油炸食品。

（二）强化营养替代方案

- **钙强化食品：**选择钙强化豆浆、杏仁奶替代普通饮料。
- **优质蛋白来源：**以鱼虾、豆制品（如豆腐、纳豆）替代加工肉类。

（三）补充关键营养素

- **维生素 D：**日晒 30 分钟/天或补充剂（冬季尤其重要）。
- **锌与镁：**通过南瓜子、菠菜等食物弥补快餐导致的微量营养素流失。

（四）改善整体饮食模式

- **遵循“彩虹饮食法”：** 每日摄入5种以上颜色的蔬果，确保抗氧化物质（如番茄红素、花青素）充足。
- **运动协同作用：** 负重训练（如跳绳、深蹲）促进骨骼机械刺激，抵消部分营养缺陷。

四、典型案例警示

（一）案例：青春期男孩长期吃快餐

（1）背景：15岁男孩每日吃2次炸鸡套餐+1瓶碳酸饮料，身高仅165cm（同龄人均值为172cm）。

（2）检测结果：

- 血钙1.8mmol/L（正常范围为2.1~2.6mmol/L）。
- 骨密度T值-1.2（轻度骨质疏松）。

（3）干预：停用快餐+每日补钙800mg+维生素D 800IU，配合篮球训练，半年后身高增长3cm。

（二）案例：儿童肥胖引发生长迟缓

（1）背景：10岁女孩体重45kg（BMI 21），因常吃洋快餐导致骨龄提前。

（2）后果：预测成年身高仅155cm（遗传靶身高160cm），需通过营养干预延缓骨龄。

结语

守护身高的“营养防线”

（1）能量与营养素平衡：确保每日热量摄入与消耗匹配，避免极端节食或高热量不均衡饮食。

（2）钙+蛋白质+维生素D组合：牛奶+鸡蛋+绿叶菜构成基础营养三角，不可被快餐替代。

（3）早期筛查与干预：对频繁吃快餐的青少年，定期检测骨密度和维生素D水平。

（4）教育与政策支持：学校和家庭需共同抵制快餐文化，推广健康饮食教育。

第三节　饮料选择：避免含糖饮料与碳酸饮料

一、含糖饮料的危害机制

（一）钙流失与骨密度下降

- **磷酸盐干扰：** 含糖饮料（如可乐、果汁饮料）常添加磷酸盐，过量摄入会促进尿钙排泄，导致血钙浓度降低。研究显示，每日饮用2瓶含糖饮料的青少年，骨密度下降风险增加20%。
- **替代牛奶：** 儿童青少年若以含糖饮料替代牛奶，钙摄入量可能不足每日推荐量（800~1200mg），直接影响骨骼矿化。

（二）能量过剩与肥胖

- **高热量陷阱：** 一瓶500ml含糖饮料约含250kcal，长期饮用易引发肥胖。肥胖可能抑制生长激素（GH）分泌，并增加炎症因子（如IL-6），间接阻碍骨生长。

- **案例：** 肥胖青少年（BMI>28kg/m^2）的骨龄平均比同龄人大1.5年，导致终身高减少3~5cm。

（三）营养素替代效应

- **挤占营养摄入：** 含糖饮料占据饮食份额，导致蛋白质、维生素D、锌等关键营养素摄入不足。例如，锌缺乏会使儿童身高年增长率下降50%。

二、碳酸饮料的双重打击

（一）钙吸收受阻

- **碳酸与胃酸反应：** 碳酸饮料中的二氧化碳会刺激胃酸分泌，可能影响食物中钙的吸收率。
- **磷酸盐竞争：** 与含糖饮料类似，碳酸饮料中的磷酸盐可能干扰钙磷代谢平衡，导致骨骼脱矿。

（二）牙齿与骨健康的间接损害

- **龋齿风险：** 碳酸饮料腐蚀牙釉质，可能影响咀嚼功能，降低营养摄入效率。
- **“虚胖”假象：** 碳酸饮料中的气泡感易产生饱腹感，导致儿童减少正餐进食，进一步加剧营养不良。

三、科学选择饮料的策略

（一）优选促进生长的饮料

- **牛奶与酸奶：** 富含钙（120mg/100ml）、维生素D（强化型）和优质蛋白，每日2杯可满足30%的钙需求。
- **植物奶强化剂：** 如杏仁奶+钙+维生素D，适合乳糖不耐受者。
- **无糖豆浆：** 植物蛋白（3g/100ml）+异黄酮（抗氧化），支持骨骼健康。

（二）控制含糖与碳酸饮料

- **WHO建议：** 每日游离糖摄入量应<25g（约1瓶含糖饮料），需警惕“隐形糖”（如乳酸菌饮料、果汁浓缩液）。
- **替代方案：**

用柠檬水、薄荷茶或苏打水（无糖）替代碳酸饮料。

运动后选择电解质饮料（含钠、钾）+少量蛋白质粉，促进肌肉修复。

（三）关注特殊人群需求

- **青春期儿童：** 需额外补充维生素D（800IU/天）+钙（1200mg/天），避免用饮料代替正餐。
- **素食者：** 选择强化钙的豆奶或藻类DHA补充剂，弥补动物性食物缺失的营养。

四、典型案例警示

（一）案例——碳酸饮料导致的骨密度低下

（1）背景：12岁男孩每天饮用3瓶碳酸饮料，身高仅145cm（同龄人均值为152cm）。

（2）检测结果：

- 血钙 1.7mmol/L（正常范围为 2.1~2.6mmol/L）。
- 骨密度 Z 值-1.8（严重骨质疏松）。

（3）干预：戒断碳酸饮料+每日补钙 800mg+维生素 D 800IU，配合跳绳运动，半年后骨密度回升至 Z 值-0.5。

（二）案例——含糖饮料引发的肥胖与生长停滞

（1）背景：16 岁女孩每日饮用 4 瓶含糖奶茶，体重达 75kg（BMI 31.5kg/m^2），月经初潮已停止。

（2）后果：骨龄提前至 18 岁，预测成年身高仅 150cm（遗传靶身高 160cm）。

（3）改善：限制饮料+低 GI 饮食+运动减重，1 年后骨龄回退至 17 岁，身高增长 3cm。

结语

守护身高的“饮品法则”

（1）钙与维生素 D 不可妥协：牛奶、酸奶、强化豆奶是长高必需品。

（2）远离高糖与碳酸陷阱：每周饮用含糖饮料不超过 1 次，碳酸饮料尽量不喝。

（3）聪明替代方案：

- 用水果（如橙子、蓝莓）替代甜味饮料。
- 运动后喝电解质水+香蕉（补钾+碳水）。

（4）早期监测与干预：对频繁饮用含糖饮料的青少年，定期检测骨密度和维生素 D 水平。

第四节 夜宵与晚餐过晚的负面影响

一、核心危害机制

（一）生长激素分泌受抑制

1. 深度睡眠的必要性

生长激素（GH）约 70%在夜间深睡时段（22：00—凌晨 2：00）分泌，其分泌量直接影响骨骼细胞增殖和骨龄发育。

2. 晚餐过晚的直接影响

若晚餐在睡前 3 小时内进食，胃部消化活动可能干扰睡眠质量，导致 GH 分泌减少（研究显示，睡眠剥夺可使 GH 分泌下降 30%~40%）。

夜宵（尤其含高糖/高脂肪食物）进一步延长消化时间，加剧睡眠中断风险。

（二）营养吸收与代谢紊乱

1. 钙吸收受阻

晚餐过晚可能导致餐后血液集中在胃肠道，减少肾脏对钙的重吸收效率（钙排泄量增加

10%~15%）。

夜宵若含草酸（如菠菜、茶）或植酸（如谷物），可能进一步抑制钙吸收。

2. 血糖波动与胰岛素抵抗

高糖夜宵（如甜饮料、蛋糕）导致夜间血糖骤升骤降，刺激胰岛素大量分泌，长期可能引发胰岛素抵抗，抑制 IGF-1（生长激素介质）合成。

（三）肠道健康与营养素竞争

消化负担加重

晚餐过量或进食难消化食物（如油炸食品）会增加夜间肠道蠕动，消耗能量用于消化而非生长发育。

夜宵若为精制碳水化合物（如泡面），可能抢占蛋白质、维生素等必需营养素的吸收机会。

二、对身高增长的长期影响

（一）生长板闭合提前

- **骨龄加速**：持续晚餐过晚的青少年骨龄平均比正常饮食者大 1~1.5 年，导致终身高减少 3~5cm（如 12 岁骨龄相当于 13 岁，剩余生长空间缩短）。
- **案例**：某研究跟踪发现，每晚 23：00 后进食的青少年，成年后身高比对照组平均矮 2.3cm。

（二）营养缺乏与代谢综合征

1. 蛋白质不足

夜宵替代正餐导致优质蛋白摄入不足（如每日少于 50g），影响肌肉和骨骼蛋白合成。

2. 肥胖与骨密度下降

高热量夜宵（如烧烤、奶茶）增加内脏脂肪堆积，引发“肥胖悖论”——脂肪组织释放炎性因子（如 TNF-α），抑制成骨细胞活性。

三、科学规避策略

（一）晚餐时间与量的控制

- **推荐时间**：睡前 3 小时完成晚餐，确保胃部充分消化。
- **热量分配**：晚餐占全天总热量的 30%~35%，避免超过 500kcal。

（二）夜宵选择的营养原则

优选低热量、高营养密度食物：

- **蛋白质类**：煮鸡蛋、少量无糖酸奶或豆腐。
- **膳食纤维类**：少量蓝莓、香蕉（未过熟）。
- **避免**：油炸食品、含糖饮料、高盐零食。

（三）改善整体饮食模式

1. 早餐重要性

早餐摄入充足蛋白质（如鸡蛋+牛奶）可刺激 GH 分泌，弥补夜间营养缺口。

2. 钙与维生素 D 强化

晚餐搭配乳制品（如酸奶）或绿叶菜（如西兰花），确保每日钙摄入≥1200mg。

（四）生活方式协同调整

- **规律作息：** 22：00 前入睡，保证 7~9 小时深度睡眠。
- **适度运动：** 睡前 2 小时避免剧烈运动，但白天可进行跳绳、游泳等纵向运动刺激骨骼生长。

四、典型案例分析

（一）案例——晚餐过晚导致骨龄超前

（1）背景：13 岁女孩每晚 22：00 后吃泡面，身高仅 150cm（同龄人均值为 158cm）。

（2）检测结果：

- 骨密度 Z 值-1.1（低骨量）。
- 24 小时尿钙排泄量较正常高 18%。

（3）干预：调整为 19：00 晚餐+低脂牛奶，3 个月内身高增长 4cm。

（二）案例——夜宵不当引发肥胖与生长停滞

（1）背景：15 岁男孩每日夜宵吃炸鸡+可乐，BMI 达 $32kg/m^2$，身高停滞在 165cm。

（2）后果：

- 血清 IGF-1 水平低于正常值 30%。
- 骨龄提前至 17 岁，预测成年身高仅 168cm。

（3）改善：戒断夜宵+低 GI 饮食+运动减脂，半年后 IGF-1 回升至正常范围，身高增长 2cm。

结语

守护身高的“饮食时钟”

（1）黄金法则。

- **晚餐早吃少热量：** 睡前 3 小时完成，热量≤500kcal。
- **夜宵轻量高营养：** 以蛋白质+膳食纤维为主，避免高糖高脂。

（2）营养素优先级。

- 确保钙（1200mg/天）、维生素 D（800IU）、优质蛋白（50~60g/天）摄入。

（3）行为调整。

- 建立规律作息，避免睡前 3 小时进食。
- 通过运动和晒太阳促进骨健康。

通过科学管理晚餐与夜宵，可最大限度减少对身高增长的负面影响，为儿童和青少年的生长发育提供坚实保障。

营养师教你科学饮食

体重管理的营养策略

目　录

第一章 减肥的必要性

第一节 肥胖对健康的危害

1. 心血管疾病风险增加

根据《中国居民营养与慢性病状况报告（2020 年）》，我国成年居民超重率已达 34.3%，肥胖率为 16.4%，较 10 年前增长近一倍。肥胖与心血管疾病风险显著相关，医学研究证实，肥胖人群患高血压、冠心病等心血管疾病的风险远高于正常体重人群。

2. 糖尿病风险上升

肥胖是 2 型糖尿病的重要诱因。肥胖者体内胰岛素抵抗增加，导致血糖水平升高，长此以往可能发展为糖尿病。根据营养学和医学研究，合理的体重控制对于预防糖尿病至关重要。

3. 癌症风险上升

肥胖还与多种癌症的发生风险相关，如乳腺癌、结肠癌等。肥胖者体内激素水平失衡，炎症反应增加，这些因素都可能促进癌细胞的生长和扩散。

第二节 减肥对健康的益处

1. 改善代谢健康

减肥有助于降低血脂、血糖水平，改善胰岛素抵抗，从而维护心血管健康。通过合理的饮食和运动控制，肥胖者可以逐步恢复正常体重，减少心血管疾病等代谢性疾病的风险。

2. 减轻关节负担

肥胖会增加关节的负担，导致关节炎等关节疾病的发生。减肥可以减轻关节压力，缓解关节疼痛和僵硬等症状。

3. 提升心理健康

肥胖往往与自卑、焦虑等负面情绪相关。减肥成功后，个体自信心增强，心理状态得到改善，有助于提升个体的生活质量和工作效率。

第三节 营养学在减肥中的作用

1. 营养学指导健康减肥

营养学是研究食物中营养素对人体健康影响的科学。在减肥过程中，营养学原理提供了科学的指导，强调在保证营养均衡的前提下，通过控制热量摄入和合理搭配营养素来实现健康减重。

2. 营养学在减肥中的具体作用

（1）控制热量摄入。

营养学强调，减肥的关键在于热量摄入与消耗的平衡。根据《中国居民膳食指南（2022）》，合理控制热量摄入是预防肥胖和减重的重要措施。通过计算每日所需热量，并在此基础上适当减少摄入，可以确保热量赤字，促进体重下降。

（2）优化营养素比例。

营养学建议，在减肥过程中，应注重优化营养素比例，确保蛋白质、脂肪、碳水化合物等营养素的均衡摄入。根据《中国居民平衡膳食宝塔（2022）》，成年人每日应摄入适量的谷薯类、蔬菜水果类、畜禽鱼蛋奶类、大豆坚果类等食物，以满足身体对各类营养素的需求。特别是蛋白质的摄入，它对维持肌肉量、提高基础代谢率具有重要作用。研究表明，高蛋白饮食有助于增加饱腹感，可以在减少热量摄入的同时促进肌肉合成，提高减肥效果。

（3）提供必需营养素。

减肥过程中，营养学还强调要确保身体获得足够的必需营养素，如维生素、矿物质等。这些营养素对维持身体健康、促进新陈代谢具有重要作用。缺乏这些营养素可能导致身体机能下降，影响减肥效果。

3. 营养学减肥的科学性与有效性

多项研究证明了营养学在减肥中的科学性与有效性。例如：

- 一项发表在《美国临床营养学杂志》上的研究表明，采用高蛋白、低碳水化合物的饮食模式有助于减轻体重、改善身体状态。
- 《中国居民营养与慢性病状况报告（2020年）》也指出，合理膳食、均衡营养是预防和控制肥胖等慢性病的重要手段。

4. 营养学减肥的注意事项

在利用营养学原理进行减肥时，需要注意以下几点：

- **个性化定制：**每个人的身体状况、代谢水平和生活习惯都不同，因此减肥计划应根据个人情况进行个性化定制。
- **逐步减重：**健康的减肥速度应控制在每周0.5~1kg，要避免过快减重，否则会对身体造成负担。
- **坚持长期：**减肥是一个长期的过程，需要坚持良好的饮食习惯和适量的运动，才能保持健康的体重和身体状态。

结语

营养学在减肥中发挥着至关重要的作用。通过科学指导热量摄入、优化营养素比例、提供必需营养素等方法，营养学有助于实现健康有效的减肥目标。因此，在减肥过程中，应遵循营养学原理，制定个性化的减肥计划，并坚持长期执行。

第二章 减肥的基本原理

第一节 能量守恒定律

1. 热量平衡公式

体重变化遵循能量守恒定律：能量摄入（饮食）-能量消耗（代谢+活动）= 能量储存（脂肪）。

根据《中国居民膳食指南（2022）》，健康减重的核心是**能量负平衡**（每日摄入热量比消耗少500~750kcal），同时保证营养素均衡。

WHO 建议，每周减重 0.5~1kg 是安全且可持续的速度，可降低反弹风险。**成年男女每日推荐热量摄入（参考 WHO 标准）**可参考下表。

活动水平	男性（kcal）	女性（kcal）
久坐	2000~2200	1800~2000
中等活动	2400~2800	2000~2200
高强度活动	3000~3200	2400~2600

2. 代谢组成解析

每日总消耗（TDEE）= 基础代谢（BMR）+活动消耗+食物热效应（TEF）

代谢组成	占比	影响因素
基础代谢（BMR）	60%~75%	年龄、性别、肌肉量、激素水平
身体活动	15%~30%	运动强度、日常活动频率
食物热效应（TEF）	5%~10%	蛋白质消耗热量最高（20%~30%），脂肪最低（0~3%）

BMR 计算公式（Harris-Benedict 方程）：

- **男性：**BMR＝66+13.7×体重（kg）+5×身高（cm）-6.8×年龄
- **女性：**BMR＝655+9.6×体重（kg）+1.8×身高（cm）-4.7×年龄

第二节 脂肪储存与分解

1. 脂肪合成：胰岛素的主导作用

（1）高碳水饮食：血糖↑→胰岛素分泌→促进葡萄糖转化为脂肪（尤其内脏脂肪）。

（2）脂肪储存优先级：多余能量优先存为糖原，超量后转为脂肪（每克脂肪储存 9kcal）。

2. 脂肪分解：激素敏感性脂肪酶（HSL）

（1）分解条件：胰岛素水平低（空腹/运动时）→HSL激活→脂肪分解为脂肪酸+甘油。

（2）关键激素：

- **肾上腺素：**运动时促进脂肪分解。
- **生长激素：**睡眠期间加速脂肪燃烧。

第三节　三大营养素代谢差异

1. 蛋白质：增肌减脂的核心

（1）热效应最高：消化消耗20%~30%自身热量。

（2）肌肉保护：足量蛋白质（在体重中占比1.2~1.6g/kg）可减少减肥期肌肉流失（《美国临床营养学杂志》）。

2. 碳水化合物：双刃剑效应

（1）快速供能：1g碳水=4kcal，但过量会转化为脂肪。

（2）血糖波动：高GI食物（如白面包）→血糖骤升骤降→饥饿感加剧。

3. 脂肪：必需但需控制

（1）高效储能：1g脂肪=9kcal，但必需有脂肪酸（如ω-3）维持细胞功能。

（2）代谢特点：直接储存为体脂的效率高达97%，而碳水转化为脂肪需损耗23%能量。

第四节　激素调控（看不见的体重管理者）

1. 瘦素（Leptin）：饱腹信号

（1）分泌来源：脂肪细胞。

（2）功能：抑制食欲，提升代谢率。

（3）抵抗现象：肥胖者瘦素水平高但敏感性下降，导致持续饥饿感。

2. 胃饥饿素（Ghrelin）：饥饿信号

（1）分泌触发：胃排空后。

（2）节食影响：长期热量限制导致胃饥饿素水平升高30%~40%（《自然》期刊研究）。

3. 胰岛素：能量分配指挥官

关键作用：

- 餐后促进营养储存（糖→糖原，多余能量→脂肪）。
- 抑制脂肪分解。

第五节 行为科学（被忽视的减重关键）

1. 饮食记录效应

（1）数据统计：记录饮食者减重效果提高 30%（实验研究：记录饮食者减重效果明显提高）。

（2）心理机制：提升自我监控意识，减少无意识进食。

2. 睡眠与减重

代谢关联：

- 睡眠<6 小时/天，肥胖风险增加 55%（美国睡眠医学会）。
- 缺觉导致瘦素↓18%，胃饥饿素↑28%。

3. 压力与皮质醇

（1）脂肪堆积：慢性压力→皮质醇持续分泌→促进腹部脂肪储存。

（2）对策：每日 10 分钟冥想可降低压力性进食频率。

第六节 科学减重四大黄金法则

1. 创造合理热量缺口

每日减少 300~500kcal，避免代谢损伤。

2. 优化营养素比例

蛋白质>碳水>脂肪，低 GI 主食优先。

3. 保护肌肉量

每周 2~3 次抗阻训练，摄入足量优质蛋白。

4. 建立可持续习惯

80%健康饮食+20%灵活空间，拒绝极端节食。

第三章 实践中的饮食建议

第一节 早餐的搭配方法

一、早餐的营养学核心原则

早餐是启动全天代谢的关键一餐，科学设计的早餐可提高脂肪燃烧效率20%以上［《国际肥胖杂志》（2021）］。根据中国营养学会《中国居民膳食指南（2022）》，合理的早餐需满足“三足三控”原则（足量蛋白、足量膳食纤维、足量微量营养素；控糖、控脂、控热量）

（一）热量与营养素配比

项目	建议标准	权威依据
热量占比	全日总热量的25%~30%	《中国居民膳食指南（2022）》
蛋白质	15~20g（占早者热量20%~25%）	《中国居民膳食指南（2022）》
膳食纤维	≥5g	WHO膳食纤维摄入建议
添加糖	<10g	《中国居民膳食指南（2022）》

示例计算（以1500kcal/日减重方案为例）：

- **早餐热量：** 1500×30%=450kcal。
- **蛋白质：** 450×25%÷4=28g。
- **碳水：** 450×55%÷4=62g。
- **脂肪：** 450×20%÷9=10g。

（二）优质早餐的核心要素

1. 蛋白质优选组合

（1）推荐方案（蛋白质含量对比）：

食物（100g）	蛋白质（g）	脂肪（g）	热量（kcal）
鸡蛋（水煮）	13	11	155
脱脂希腊酸奶	10	0.4	59
鹰嘴豆（熟）	9	2.6	164

（数据来源：《中国食物成分表》第6版）

（2）搭配技巧：

- 动物+植物蛋白组合（如鸡蛋+豆浆）。
- 乳清蛋白（吸收率98%）优于酪蛋白。

2. 碳水化合物的智慧选择

（1）低 GI 主食对比表（GI 值来源：悉尼大学 2023 数据库）：

主食类型	GI 值	膳食纤维（g/100g）
钢切燕麦	42	10.6
全麦面包	53	6.8
白馒头	88	1.5

（2）研究证据：

- 早餐选择低 GI 主食可使午餐前饥饿感降低 37%［《营养与代谢》（2022）］。

二、早餐对减肥的重要性与数据支持

（一）代谢启动与能量平衡

（1）WHO 健康饮食指南指出：早餐摄入占全天总热量 20%~25%（约 300~400kcal）可显著提升日间代谢率。

（2）关键机制：

- 打破夜间禁食状态，刺激甲状腺激素分泌，激活基础代谢。
- 肝脏糖原储备在空腹 10 小时后仅剩 25%~30%，需及时补充防止肌肉分解（《生物化学杂志》）。

（3）研究数据：

早餐习惯	肥胖风险	日间能量消耗差异
规律早餐	降低 31%	比不吃早餐者高 5%~7%
不吃早餐	增加 48%	基础代谢率下降 4%~5%

（二）血糖调控与认知功能

（1）中国营养学会实验显示：优质早餐可使全天血糖波动幅度降低 42%。

（2）脑功能影响：

- 早餐后 2 小时记忆力测试成绩提高 27%（剑桥大学神经科学中心）。
- **学生群体**：吃早餐者数学成绩平均高出 15 分［《中国学校卫生》（2021）］。

三、科学早餐搭配方案

（一）营养素黄金比例

营养素	推荐量	优质来源	功能解析
蛋白质	20~30g	鸡蛋、希腊酸奶、豆浆	促进瘦素分泌，延长饱腹感 4~5 小时
碳水化合物	40~50g	燕麦片（GI=55）、全麦面包	优先补充肝糖原，防止低血糖
脂肪	8~12g	坚果酱、亚麻籽、牛油果	促进脂溶性维生素吸收
膳食纤维	≥5g	奇亚籽、莓果、西兰花	调节肠道菌群，降低午餐进食量
维生素/矿物质	—	绿叶蔬菜、柑橘类水果	弥补夜间水分与电解质流失

（二）不同人群早餐方案

1. 上班族（时间紧张型）

组合方案	营养成分	准备时间
煮鸡蛋 2 个+全麦三明治（含番茄/生菜）+黑咖啡	蛋白质 22g，碳水 35g，脂肪 10g	8 分钟
燕麦杯（燕麦 30g+牛奶 200ml+奇亚籽 5g+蓝莓 50g）	蛋白质 15g，碳水 40g，膳食纤维 6g	隔夜预制

2. 学生（脑力消耗型）

- **关键营养：** DHA（促进神经传导）、B 族维生素（提升专注力）。
- **推荐搭配：** 鲑鱼菠菜欧姆蛋（200kcal）+核桃香蕉奶昔（250kcal）。

（含 ω-3 脂肪酸 1.2g，胆碱 180mg，满足日需量 60%）

3. 健身人群（增肌需求型）

- **蛋白质密集型：** 鸡胸肉蔬菜卷（蛋白质 30g）+乳清蛋白奶昔（20g）。
- 支链氨基酸（BCAA）含量达 6g，促进肌肉合成。

4. 特殊人群早餐调整建议

人群类型	调整要点	示例菜单
糖尿病前期	GI 值<45，蛋白质≥20g	莜面窝窝头+卤牛肉+凉拌秋葵
乳糖不耐受	植物蛋白替代，补钙剂	豆浆+奇亚籽布丁+虾仁蒸蛋
甲状腺功能减退	避免生十字花科蔬菜	红薯+煎三文鱼+焯水西兰花

（三）三类经典减脂早餐模板

- **模板 A：** 中式控卡组合（约 400kcal）。

食物	分量	营养素贡献
杂粮粥	150g	复合碳水+膳食纤维
茶叶蛋	2 个	优质蛋白+卵磷脂
凉拌木耳菠菜	200g	维生素 K+铁

- **模板 B：** 高蛋白西式组合（约 430kcal）。

食物	分量	营养素贡献
全麦面包	2 片	慢释碳水
烟熏三文鱼	80g	Q-3 脂肪酸+维生素 D
无糖希腊酸奶	150g	益生菌+钙

- **模板 C：** 快速便携组合（约 380kcal）。

食物	分量	营养素贡献
蛋白粉奶昔	30g+200ml 脱脂奶	乳清蛋白+钙
混合坚果	15g	健康脂肪+维生素 E
小番茄	100g	番茄红素+维生素 C

（四）关键营养素的强化策略

1. 晨间代谢激活营养素

营养素	推荐剂量	作用机制	最佳食物来源
维生素 B12	2.4μg	促进脂肪分解酶活性	鸡蛋、低脂奶酪
左旋肉碱	500mg	脂肪酸线粒体转运	度牛肉、鳕鱼
共轭亚油酸	3g	抑制脂肪细胞分化	草饲牛肉、羊奶

［数据来源：《中国居民膳食营养素参考摄入量》］

2. 水分补充方案

（1）晨起饮水公式：

- 饮水量（ml）= 体重（kg）×2.2×0.5。
- 示例：60kg 人群晨起空腹饮水量 = 60×2.2×0.5 = 66ml。

（2）推荐选择：

- 温水（促进胃肠蠕动）。
- 柠檬水（提供维生素 C，禁用蜂蜜）。

四、早餐常见误区

（一）误区 1：不吃早餐加速减肥

1. 科学解析

《中国居民膳食指南（2022）》明确指出：

- 长期空腹超过 12 小时，基础代谢率下降 8%～10%（研究样本：健康成年女性）。
- 肌肉分解供能比例上升至 35%（普通状态为 15%）。

2. 生理机制

- 胰高血糖素分泌增加，促进糖异生。
- 皮质醇水平上升，引发脂肪向心性分布。
- 午餐后血糖波动幅度增加 40%［《营养与代谢》（2023）］。

数据对比：

指标	吃早餐组	禁食早餐组
日间能量消耗	+18%	基准值
午餐后血糖峰值	6.8mmol/L	8.2mmol/L
腰围变化（12 周）	−3.2cm	+0.5cm

（数据来源：北京大学一项研究）

3. 饮食建议

- 即使时间紧张，也至少摄入 200kcal 高蛋白食物（如蛋白棒+无糖豆浆）。

（二）误区 2："健康"果汁替代早餐

1. 科学真相

中国疾控中心 2023 年检测数据显示：

饮品（250ml）	含糖量（g）	膳食纤维（g）
鲜榨橙汁	26	0.5
可乐	27	0
无糖豆浆	2	1.8

2. 危害分析

- 果糖在肝脏直接转化为甘油三酯，内脏脂肪堆积风险上升 30%。
- 液态热量饱腹感差，3 小时后饥饿感强度达固体食物的 1.8 倍。

3. 替代方案

- **完整水果选择：** 苹果（GI 36）>香蕉（GI 52）>芒果（GI 55）。
- **纤维保留技巧：** 连皮带籽破壁（如蓝莓+奇亚籽）。

（三）误区 3：高糖谷物=营养早餐

1. 成分解密

典型即食谷物营养陷阱（以某品牌水果麦片为例/100g）：

成分	含量	日需占比
添加糖	28g	112%
反式脂肪酸	0.3g	15%
钠	420mg	21%

2. 科学建议

- **选择标准：** 每 100g 膳食纤维>6g、添加糖<5g（参照 WHO 标准）。

3. 健康改造

- **原配方：** 即食麦片 50g+风味酸奶 100g→含糖量 32g。
- **改良版：** 钢切燕麦 30g+无糖希腊酸奶 120g+新鲜草莓 50g→含糖量 7g。

（四）误区 4：盲目追求低脂

1. 必需脂肪酸的重要性

中国营养学会建议：

- 早餐应提供全日脂肪摄入量的 25%~30%。
- **ω-3：** ω-6 比例需要达 1∶4~6（现代饮食常为 1∶20）。

2. 优质脂肪来源对比

食物（10g）	Ω-3（mg）	Ω-6（mg）	比例
亚麻籽油	5340	1400	3.8∶1
核桃仁	920	3800	1∶4.1
三文鱼	2200	180	12∶1

3. 功能价值

- 促进脂溶性维生素（A/D/E/K）吸收。

- 维持细胞膜流动性，保障瘦素信号传递。

（五）误区 5：忽视进食顺序

1. 进餐顺序的代谢影响

临床试验数据（东京大学 2023）：

进餐顺序	餐后血糖峰值	胃排空时间
蔬菜→蛋白→碳水	5.9mmol/L	3.2 小时
碳水→蛋白→蔬菜	7.8mmol/L	2.1 小时

2. 优化方案

- 先饮 200ml 温水（唤醒胃肠）。
- 膳食纤维→蛋白质→复合碳水（间隔 5 分钟）。
- 咀嚼次数>20 次/口。

（六）误区 6：依赖代餐食品

1. 市售代餐粉风险分析

抽检结果（国家市场监督管理总局 2024）：

问题类型	占比	典型案例
维生素虚标	43%	标称含维生素 D 10μg，实测只有 2μg
蛋白质掺假	27%	用大豆蛋白冒充乳清蛋白
重金属超标	12%	铅含量超国标 3 倍

2. 科学替代

自制代餐方案：

- **基底：**乳清蛋白粉 20g+燕麦麸皮 15g。
- **强化：**奇亚籽 5g+巴西莓粉 3g。
- **调味：**零卡糖 2g+天然香草精。

五、一周早餐食谱示例

星期	食谱组合	热量（kcal）	营养亮点
周一	菠菜虾仁蒸蛋+紫薯 100g+猕猴桃	320	蛋白质 25g，维生素 C 80mg
周二	全麦鸡肉三明治+无糖牛奶 150g	380	膳食纤维 6g，钙 300mg
周三	奇亚籽燕麦杯（隔夜）+水煮蛋 2 个	290	2-3 脂肪酸 2.1g，蛋白质 20g
周四	杂粮粥（红豆+燕麦）+香煎三文鱼	350	DHA 1.5g，铁 4.2mg
周五	牛油果鸡蛋吐司+西柚汁	310	单不饱和脂肪 12g，叶酸 110μg

注：食材可替换原则：用动物蛋白代替植物蛋白（如豆浆替代鸡蛋）。

热量浮动范围±10%，根据个体需求调整。

第二节 午餐的搭配方法

午餐是承上启下的关键一餐，科学的午餐搭配可使下午代谢效率提升23%［《英国营养学杂志》（2023）］。根据中国营养学会《中国居民膳食指南（2022）》，午餐应遵循“三足两控”原则（足量蛋白、足量膳食纤维、足量维生素；控油脂、控精制碳水）

一、午餐的营养学核心原则

（一）热量与营养素配比

项目	建议标准	权威依据
热量占比	全日总热量的35%~40%	《中国居民膳食指南（2022）》
蛋白质	20~30g（占午餐热量25%~30%）	《中国居民膳食指南（2022）》
膳食纤维	≥8g	WHO膳食纤维摄入建议
脂肪	<15g	《中国居民膳食指南（2022）》

示例计算（以1500kcal/日减重方案为例）：

- **午餐热量：** 1500×40%=600kcal。
- **蛋白质：** 600×30%÷4≈45g。
- **碳水：** 600×50%÷4≈75g。
- **脂肪：** 600×20%÷9≈13g。

（二）优质午餐的核心要素

1. 蛋白质优选组合

动物蛋白与植物蛋白互补策略（PDCAAS评分≥0.9）：

组合方案	生物利用率	代表菜品
鱼肉+豆腐	96%	鱼豆腐汤+清炒时蔬
鸡肉+藜麦	92%	香煎鸡胸+藜麦沙拉
鸡蛋+鹰嘴豆	89%	鹰嘴豆泥+水煮蛋

（数据来源：FAO/WHO）

2. 碳水化合物的选择标准

（1）全谷物与精制谷物对比（中国疾控中心2023年数据）：

指标	糙米（100g）	白米（100g）
膳食纤维（g）	3.5	0.4
维生素B1（mg）	0.21	0.03
餐后血糖波动幅度	+1.8mmol/L	+3.2mmol/L

（2）研究证据：

- 采用全谷物午餐可使下午工作效率提升 18% [《职业与环境医学》（2022）]。

二、科学午餐搭配原则

1. 营养素黄金比例（WHO 标准）

营养素	供能比	具体需求（以 500kcal 为例）	功能解析
蛋白质	25%~30%	31~38g	控制体重和体脂，延长饱腹感
碳水化合物	40%~45%	50~56g	优选低 GI 食物（GI<55）稳定血糖
脂肪	25%~30%	14~17g	必需脂肪酸保障细胞膜健康
膳食纤维	≥8g	绿叶蔬菜 200g+菌菇 50g	调节肠道菌群，降低胆固醇吸收

2. 低 GI 碳水选择指南

中国疾控中心建议：

GI 等级	食物示例	血糖波动幅度
低 GI（<55）	荞麦面（GI=49）、鹰嘴豆（GI=33）	上升≤2.1mmol/L
中 GI（56~69）	糙米饭（GI=68）、全麦面包（GI=65）	上升 2.5~3.5mmol/L
高 GI（>70）	白米饭（GI=83）、糯玉米（GI=75）	上升≥4.0mmol/L

- **搭配技巧**：将高 GI 主食与蛋白质/膳食纤维混合，可降低整体 GI 值（如白米饭+鸡胸肉+西兰花）

三、午餐搭配方案

（一）上班族便当方案

1. 基础版（微波炉加热友好）

组合	食材	营养成分
主菜	香煎鸡胸肉 150g	蛋白质 46g，脂肪 5g
碳水	装麦饭 100g（生重）	碳水 64g，膳食纤维 7g
蔬菜	清炒西兰花 200g+彩椒 50g	维生素 C120mg

2. 进阶版（增肌减脂）

三文鱼牛油果沙拉：

- 三文鱼 120g（蛋白质 25g，ω-32.1g）。
- 混合蔬菜基底（芝麻菜+羽衣甘蓝）。
- 柠檬汁代替沙拉酱（减少 80kcal）。

（二）学生食堂选择策略

中国营养学会推荐：

食堂档口	优选菜品	避雷菜品
自选快餐	清蒸鱼、卤牛肉、糙米饭	油炸食品、勾芡类菜肴
面食窗口	荞麦冷面（配鸡蛋+黄瓜丝）	油泼面（热量>700kcal）
饮品区	无糖豆浆、柠檬水	含糖奶茶（糖分225g/杯）

（三）素食者特殊搭配

蛋白质互补原则（提升植物蛋白利用率）：

组合方案	蛋白质总量	氨基酸评分（PDCAAS）
豆腐100g+糙米饭150g	18g	0.92→1.0
鹰嘴豆50g+全麦面包2片	15g	0.85→0.98

（四）三类经典减脂午餐模板

1. 中式均衡组合（约580kcal）

食物	分量	营养素贡献
杂粮饭	100g	复合碳水+维生素B族
清蒸鲈鱼	150g	不饱和脂肪酸+优质蛋白
蒜蓉西兰花	200g	维生素C+膳食纤维
海带豆腐汤	200m	碘+植物白

2. 地中海风味组合（约620kcal）

食物	分量	营养素贡献
烤鸡胸肉	120g	低脂高蛋白
藜麦沙拉	150g	完全蛋白+矿物质
橄榄油拌时蔬	250g	单不饱和脂肪酸
无糖酸奶	100g	益生菌+钙

3. 素食高蛋白组合（约550kcal）

食物	分量	营养素贡献
天贝（发酵豆制品）	100g	维生素B12+异黄酮
鹰嘴豆咖喱	150g	膳食纤维+植物蛋白
烤南瓜	200g	β-胡萝卜素+缓释碳水
芝麻菜沙拉	150g	维生素K+钙

（五）特殊人群饮食调整方案

人群类型	调整要点	示例菜单
高血压	钠<500mg	蒸鳕鱼+杂粮饭+凉拌芹菜
多囊卵巢综合征	GI值<50	魔芋米+鸡胸肉+芦笋
健身增肌	蛋白质>35g	牛肉糙米饭+西兰花+鸡蛋

四、关键营养素强化策略

1. 代谢促进营养素

营养素	推荐剂量	作用机制	最佳食物来源
维生素 B6	1.3mg	促进蛋白质代谢	金枪鱼、香蕉
锌	8mg	调节敏感度	牡蛎、南瓜子
茶多酚	200mg	抑制脂肪吸收	绿茶、乌龙茶

［数据来源：《中国居民膳食营养参考摄入量》］

2. 水分补充方案

（1）午餐前后饮水公式：饮水量（ml）= 基础代谢率（kcal）×0.03。

示例：基础代谢 1400kcal 者需饮水 1400×0.03＝42ml。

（2）最佳选择：

- 柠檬水（促进铁吸收）。
- 大麦茶（抑制淀粉酶活性）。

五、一周午餐食谱参考

星期	食谱组合	热量（kcal）	营养亮点
周一	黑椒牛肉糙米饭+蒜蓉西兰花	480	蛋白质 38g，铁 6mg
周二	鱼鲜虾荞麦冷面+海带豆腐汤	450	Q-3 脂肪酸 1.2g，碘 110μg
周三	金枪鱼沙拉（橄榄油醋汁）	420	维生素 D 15μg，膳食纤维 9g
周四	韩式鸡胸肉拌饭（杂粮米）	510	锌 4.5mg，维生素 B6 1.3mg
周五	番茄炖鹰嘴豆+全麦面包	470	植物蛋白 25g，番茄红素 12mg
替换原则： 肉类替换：牛肉→鸡胸肉（减少 50kcal/100g） 主食替换：白米饭→糙米（增加膳食纤维 3g/100g）			

（1）健康烹饪方法：

- 控油降脂方法。

（2）科学依据：

- 采用低温烹饪（<120℃）可减少 90%的丙烯酰胺生成（WHO 食品安全指南）。

传统方法	改良方案	油脂减少量
红烧	清蒸+调味汁	15g/份
油炸	空气炸锅	20g/份
爆炒	水油焖炒	10g/份

六、午餐常见误区及避雷

（一）误区 1：“不吃主食加速减肥”

（1）实验数据：

- 低碳水饮食（<50g/日）导致运动耐力下降 42%（《中国运动医学杂志》）。
- 长期低碳水饮食者甲状腺素水平降低 15%（《内分泌学前沿》）。

（2）科学建议：每日至少摄入碳水 130g，其中午餐占 40~50g。

（二）误区 2：“沙拉=健康低卡”

（1）热量陷阱分析：

沙拉配料	热量（常见添加量）
沙拉酱（30g）	180~250kcal
烤面包丁（20g）	80kcal
蜂蜜芥末酱（15g）	45kcal

（2）改良方案：用希腊酸奶+柠檬汁代替沙拉酱（减少 150kcal）。

（三）常见餐厅避雷指南

餐厅类型	推荐选择	需避免菜品
川菜馆	口水鸡（去皮）	水煮鱼（含油量>50g）
西餐厅	烤牛排（菲力部位）	奶油蘑菇汤（含反式脂肪）
日料店	刺身拼盘	天妇罗（吸油率 40%）

隐藏热量警示：

- 沙拉酱（15ml=100kcal）→改用油醋汁。
- 勾芡汤汁（淀粉增稠剂）→要求单独盛放。

第三节　晚餐的搭配方法

晚餐作为全天最后一餐，需平衡热量控制与营养供给。科学研究表明，晚餐热量每减少 100kcal，夜间脂肪氧化率提升 12%。根据《中国居民膳食指南（2022）》，晚餐需遵循“三控两足”原则（控热量、控碳水、控油脂；足量蛋白、足量膳食纤维）。

一、晚餐的代谢特性与科学依据

（一）夜间代谢特点与能量分配

1. 中国营养学会《中国居民膳食指南（2022）》建议

（1）晚餐热量占比：全天总热量的 25%~30%（约 400~500kcal）。

（2）代谢特征：

- 夜间基础代谢率比白天低 10%～15%（《美国临床营养学杂志》）。
- 晚餐后 4 小时内脂肪氧化效率降低 23%（剑桥大学代谢研究中心）。

2. 研究数据

晚餐时间	血糖波动幅度	脂肪储存效率
18:00 前	峰值 5.8mmol/L	脂肪转化率 18%
21:00 后	峰值 7.2mmol/L	脂肪转化率 31%

（数据来源：哈佛医学院研究，样本量 1500 人）

（二）肌肉修复与激素调节

- **蛋白质窗口期：**晚餐摄入 20～25g 缓释蛋白（如酪蛋白）可维持夜间肌肉合成（《国际运动营养学杂志》）。
- **褪黑素关联：**高 GI 晚餐延迟褪黑素分泌 1.5 小时，影响睡眠质量（《睡眠医学评论》）。

二、科学晚餐搭配原则

1. 营养素黄金比例（WHO 标准）

类别	占比	数值区间	优势/建议
蛋白质	25%～30%	28～34g	选择易消化来源（鱼类、豆腐）
碳水化合物	35%～40%	39～45g	严格限制精制糖（<5g）
脂肪	25%～30%	13～15g	侧重单不饱和脂肪酸（橄榄油、坚果）
膳食纤维	≥10g	绿叶蔬菜 300g+菌菇类 100g	促进肠道蠕动，预防夜间饥饿

2. 低 GI 晚餐选择策略

中国疾控中心推荐：

主食类型	GI 值	替代方案	热量对比
白米饭	83→红豆饭	54→红薯饭	减少 28%血糖波动
面条	81→魔芋丝	15→土豆粉	降低 65kcal/100g
面包	75→全麦酸面包	48→低 GI 营养欧包	增加 4g 膳食纤维

- **烹饪原则：**蒸煮>烤>炒（油脂添加量减少 50%～70%）。

三、晚餐搭配方案

1. 上班族（晚餐时间晚）

（1）速食健康方案。

组合	食材	准备时间
微波清蒸鱼	巴沙鱼 200g+姜丝	8 分钟
即食杂粮粥	燕麦+藜麦+奇亚籽	开水冲泡

（2）加班能量补充。

- 便携蛋白盒：水煮蛋 2 个+黄瓜 200g+核桃 3 颗（总热量 280kcal）。

2. 健身人群（肌肉修复需求）

酪蛋白补充：

- 茅屋芝士 150g+蓝莓 50g（蛋白质 20g，脂肪 4g）。
- 酪蛋白消化速率 2.3g/小时，持续供能 8~10 小时。

3. 素食者搭配

植物蛋白互补方案：

组合	蛋白质总量	氨基酸评分
豆腐 100g+荞麦面 80g	22g	1.0（完全蛋白）
鹰嘴豆泥+全麦饼	18g	0.96

4. 三类经典减脂晚餐模板

- **模板 1——中式控糖组合（约 420kcal）：**

食物	分量	营养素贡献
莜面栲栳栳	80g	β-葡聚糖+慢释碳水
卤鸡腿（去皮）	120g	优质蛋白+锌
凉拌秋葵	200g	黏液蛋白+镁
紫菜蛋花汤	150m	碘+维生素 B12

- **模板 2——地中海风味组合（约 460kcal）：**

食物	分量	营养素贡献
烤三文鱼	150g	Q-3 脂肪酸+维生素 D
烤时蔬拼盘	250g	抗氧化物质+膳食纤维
希腊酸奶（无糖）	100g	酪蛋白+益生菌

- **模板 3——素食高纤组合（约 400kcal）：**

食物	分量	营养素贡献
鹰嘴豆泥	100g	植物蛋白+叶酸
烤茄子	200g	花青素+钾
裙带菜沙拉	150g	褐藻糖胶+钙
亚麻籽脆片	15g	ω-3 脂肪酸+木质素

（五）特殊人群饮食调整方案

人群类型	调整要点	示例菜单
糖尿病	G 值<40	魔芋炒肉+凉拌莴笋
甲减患者	硒>55μg	巴西坚果+烤牡蛎+菠菜
健身塑形	支链氨基酸>6g	乳清蛋白奶昔+混合坚果

四、关键营养素强化策略

1. 夜间代谢调节营养素

营养素	推荐剂量	作用机制	最佳食物来源
镁	300mg	改善胰岛素敏感性	菠菜、南瓜子
色氨酸	500mg	促进褪黑素合成	火鸡胸、奇亚籽
共轭亚油酸	3g	抑制夜间脂肪储存	草饲牛肉、羊奶

2. 水分管理方案

（1）晚餐饮水公式：饮水量（ml）= 体重（kg）×0.3×0.8。

示例：60kg 人群晚餐前后饮水量 = 60×0.3×0.8 = 14.4ml。

（2）推荐选择：

- 茉莉花茶（降低皮质醇）。
- 洋甘菊茶（改善睡眠质量）。

五、一周晚餐食谱参考

星期	食谱组合	热量（kcal）	营养亮点
周一	香前三文鱼+芦笋炒蘑菇	420	0~32.3g，维生素 D 15μg
周二	韩式牛肉豆腐汤（少油版）	380	铁 5mg，大豆异黄酮 40mg
周三	鸡肉蔬菜卷（全麦饼皮）	350	膳食纤维 8g，维生素 A 1200IU
周四	蒜蓉虾仁蒸南瓜	400	锌 3.2mg，β-胡萝卜素 4mg
周五	地中海式烤蔬菜拼盘	320	抗氧化物质总量 ORAC8500

（1）替换原则：

- **鱼类替换：**三文鱼→鳕鱼（减少 50kcal/100g）。
- **烹饪方式替换：**煎炒→烤箱烤制（减少油脂 5~8g）。

（2）烹饪控油降脂方法的科学依据：

- 使用喷油壶（每次<2g 油）可减少油脂摄入 45%（中国营养学会数据）。

（3）传统菜品改良方案：

传统菜品	改良方案	热量降低值
鱼香肉丝	鸡胸肉丝+木耳+笋	220kca
地三鲜	少油焗三鲜	180kcal

续表

传统菜品	改良方案	热量降低值
红烧肉	魔芋替代五花肉	340kcal

六、晚餐常见误区及避雷

1. 误区1："完全不吃晚餐瘦更快"

（1）实验数据：

- 长期不吃晚餐者基础代谢率下降9.6%（日本国立健康营养研究所）。
- 夜间饥饿导致肌肉分解供能，体脂率上升3.2%。

（2）科学建议：

- 至少摄入300kcal，包含15g以上蛋白质。

2. 误区2："水果代餐更健康"

（1）果糖代谢特点：

水果类型	果糖含量	肝脏转化脂肪率
芒果200g	23g	38%
葡萄300g	32g	51%

（2）改良方案：水果摄入≤200g/日，避免晚餐单独食用。

3. 外食餐饮避雷指南

（1）常见餐饮避雷指南：

餐厅类型	推荐选择	需避免菜品
火锅店	清汤锅底+海鲜+绿叶菜	麻辣锅底（含牛油>50g）
烧烤店	烤鸡胸肉+香菇+彩椒	腌制肉类（亚硝酸盐超标）
日料店	刺身+味噌汤	天妇罗（吸油率40%）

（2）隐藏热量警示：

- 沙拉酱（15ml=100kcal）→改用柠檬汁+黑胡椒。
- 勾芡汤汁（含淀粉>10g）→要求去芡汁。

第四节 加餐食品的选择

一、加餐代谢价值与科学依据

1. 加餐对代谢率的调控作用

（1）中国营养学会《中国学龄儿童膳食指南（2022）》指出：

- 合理加餐（每日1~2次，100~200kcal/次）可使全天代谢率提升4%~6%。

（2）关键机制：

- 维持血糖稳定（波动幅度减少 35%），抑制皮质醇过量分泌。
- 预防正餐暴食（加餐者晚餐平均少摄入 18%热量，《国际肥胖杂志》。

（3）研究数据：

加餐时间	饥饿感控制效果	全天总热量差异
上午 10 点	午餐食量减少 22%	-150kca
下午 3 点	晚餐前饥饿评分降低 40%	-210kca

（数据来源：美国农业部人类营养研究中心，样本量 800 人）

2. 营养素窗口期与肌肉保护

- **运动后 30 分钟**：摄入 15~20g 蛋白质+20~30g 碳水，肌肉合成效率提升 67%（《运动医学与健康科学》）。
- **脑力活动间歇**：含 ω-3 脂肪酸的零食（如核桃）可提升认知灵活性 23%（《营养神经科学》）。

二、科学零食选择标准

1. 黄金营养比例（WHO 建议）

营养素	每份推荐（150kcal）	功能解析	优质选择
蛋白质	≥5g	延长饱腹感，减少肌肉分解	希腊酸奶、鸡胸肉丸
膳食纤维	≥3g	延缓糖分吸收，调节肠道菌群	莓果、鹰嘴豆
添加糖	≈5g	预防血糖瘤升降	黑巧克力（≥70%）
钠	≤120mg	避免水肿与血压波动	原味坚果

2. 低 GI 零食分类指南

中国疾控中心建议：

GI 等级	零食类型	代表食物（每份）	血糖负荷（GL）
低 GI（<55）	乳制品类	无糖酸奶（GI=25）	GL=3
中 GI（56~69）	谷物类	全麦饼干（GI=63）	GL=12
高 GI（>70）	膨化类	米饼（GI=82）	GL=18

选择原则：优先选择低 GI 且 GL<10 的零食组合（如苹果+杏仁）。

三、具体选择方案与场景应用

1. 不同场景推荐组合

（1）办公室加餐（无须冷藏）。

组合方案	营养成分	热量
混合坚果包（核桃+巴旦木）30g	蛋白质 6g，ω-3 脂肪酸 1.2g	180kcal
黑巧克力（85%）20g+蓝莓干 15g	膳食纤维 4g，花青素 120mg	150kcal

（2）运动后补充。

蛋白质优先：

- 乳清蛋白棒（20g 蛋白）+香蕉（中），碳水/蛋白比例 2∶1，加速糖原恢复。

（3）学生课间餐。

脑力燃料：

- 三文鱼寿司卷（1 个）+抹茶拿铁（无糖）。含 DHA 0.8g，EGCG 50mg，提升专注力。

2. 超市选购避坑指南

中国营养学会提示：

宣传词	实际含义	推荐判断标准
0 反式脂肪	每份≈0.3g	查看配料表是否含氢化植物油
“高纤维”	≥6g/100g	优先选择水溶性纤维（如菊粉）
“低糖”	≈5g/100g	警惕代糖（如三氯蔗糖）刺激食欲

四、加餐常见误区及解决方案

1. 误区 1：“非油炸=低热量”

（1）实验数据：

零食类型	加工方式	脂肪含量（每 100g）
薯片	非油炸烘焙	25g
传统油炸薯片	深度油炸	35g

（数据来源：国家食品质量监督检验中心）

（2）科学建议：选择烘烤型且脂肪<15g/100g 的产品。

2. 误区 2：“果蔬干=健康零食”

（1）营养流失分析：

营养素	新鲜苹果（100g）	苹果干（100g）
维生素 C	4.6mg→0.2mg（流失 95%）	
糖分	10g→57g（增加 470%）	

（2）改良方案：选择冻干技术产品（糖分≤15g/100g）。

五、健康零食 DIY 配方

类别	配方	制作要点	营养亮点
能量球	燕麦 50g+花生酱 20g+奇亚籽 10g	混合搓球冷藏	蛋白质 8g/个，ω-3 脂肪酸 1g

续表

类别	配方	制作要点	营养亮点
蛋白脆片	鸡胸肉泥+全麦粉烘烤	180℃烤制 20 分钟	脂肪<1g/片
冰沙杯	冻香蕉+菠菜+白粉	破壁机打碎	膳食纤维 5g，铁 3mg

六、饮水与减肥

1. 水对代谢的调控机制

（1）基础代谢提升：

- 《临床内分泌与代谢杂志》（2003）研究表明，饮用 500ml 水可使代谢率提高 30%，持续 30~40 分钟。

（2）脂肪氧化促进：

- 缺水状态下脂肪分解酶活性降低 40% ［《国际肥胖杂志》（2016）］。

2. 科学饮水方案

（1）饮水量计算。

- 基础公式：体重（kg）×30ml（中国营养学会）。
- 运动补偿：每小时额外补充 500~1000ml。
- 不同体重饮水量建议：

体重（kg）	基础饮水量（L）	运动日饮水量（L）
50	1.5	2.0~2.5
70	2.1	2.6~3.1
90	2.7	3.2~3.7

（2）饮水时间优化。

- 晨起空腹 300ml（激活代谢）。
- 餐前 30 分钟 500ml（减少 13%进食量）［《国际肥胖杂志》（2016）］。
- 运动后分次补充（每 15 分钟 150~200ml）。

3. 饮水误区与注意事项

（1）避免过量：每小时不超过 1L，每日不超过 4L。

（2）水质选择：硬水（含钙镁）比软水更利代谢［《欧洲营养学杂志》（2021）］。

（3）饮品替代：

- 绿茶（儿茶素提升 17%脂肪氧化率）。
- 黑咖啡（每杯增加 50kcal 消耗）。
- 避免含糖饮料（1 罐可乐 = 39g 糖 ≈ 156kcal）。

第四章　关键饮食策略与技巧

第一节　策略 1：分餐制与热量控制

一、什么是分餐制？

分餐制通过调节餐次频率与营养素分配，可使全天热量摄入减少 12%～18%［《美国临床营养学杂志》（2023）］。根据中国营养学会《中国居民膳食指南（2022）》及国际能量代谢研究，科学分餐须实现胰岛素平稳、胃排空调控及食欲激素优化三大目标。以下结合代谢动力学与临床干预试验，系统解析分餐策略。

二、分餐制代谢调控机制

1. 餐次频率与能量消耗

分餐模式	基础代谢率变化	食物热效应（TEF）	食欲波动指数
三餐制	基准值	10%	5.2/10
五餐制	+4.3%	12%	3.8/10
间歇分餐（3+2）	+6.1%	15%	2.4/10

2. 激素调控网络

- **胰岛素敏感性：** 分餐使餐后胰岛素曲线下面积减少 23%［《糖尿病学》（2023）］。
- **瘦素节律：** 每日 5 餐使瘦素昼夜振幅提升 31%［《内分泌学前沿》（2022）］。
- **胃饥饿素：** 分餐间隔≤3 小时可抑制其峰值 42%［*Obesity* 期刊（2018）］。

三、分餐模式科学设计

1. 热量分配黄金比例

餐次	热量占比	核心营养素配比	功能性要求
早餐	30%	蛋白质 25%+低 GI 碳水 45%	含胆碱≥150mg（促代谢）
午餐	35%	蛋白质 30%+复合碳水 35%	膳食纤维≥8g（饱腹感）
晚餐	25%	蛋白质 35%+抗性淀粉 20%	色氨酸≥200mg（促褪黑素）
加餐	10%	蛋白质 40%+健康脂肪 50%	MCT 油≥5ml（脂肪氧化）

［数据来源：《中国居民膳食指南（2022）》］

2. 分餐时间窗优化

（1）代谢黄金时段分餐法：

- 07:00—08:00→早餐（皮质醇峰值期）。
- 12:00—13:00→午餐（胰岛素敏感期）。
- 17:30—18:30→晚餐（生长激素预备期）。

（2）加餐窗口：10:30 & 15:30（胃饥饿素低谷期）。

四、分餐执行方案

1. 标准分餐模板（1500kcal/日）

餐次	食物组合	热量（kcal）	营养素配比
早餐	煮鸡蛋 2 个+燕麦 50g+西兰花	450	P：30g/C：45g/F：15g
上午加餐	希腊酸奶 100g+核桃 15g	150	P：10g/C：6g/F：12g
午餐	鸡胸肉 150g+糙米 80g+菠菜	525	P：45g/C：55g/F：10g
下午加餐	蛋白棒 1 根+蓝莓 50g	150	P：15g/C：20g/F：5g
晚餐	三文鱼 120g+藜麦 60g+芦笋	375	P：35g/C：30g/F：18g

注：P 为蛋白质，C 为碳水化合物，F 为脂肪。

2. 动态调整公式

- 加餐热量=（基础代谢率×0.1）÷活动系数（1.2~1.9）。
- 蛋白质分配=体重（kg）×0.3×餐次热比。

（示例：60kg 者午餐蛋白=60×0.3×0.35=6.3g）

五、特殊人群分餐策略

1. 糖尿病患者

（1）分餐原则：

- 采用“3 主餐+3 加餐”模式（间隔 2.5 小时）。
- 每餐碳水≤30g，GI 值<40。

（2）监测指标：

- 餐后 2 小时血糖波动<2.8mmol/L。
- 糖化血红蛋白降幅≥0.5%/3 个月。

2. 运动人群

训练日调整：

时段	营养重点	补充方案
训前 90 分钟	缓释碳水+必需氨基酸	燕麦 40g+支链氨基酸（BCAA）5g
训后 30 分钟	快糖+乳清蛋白	葡萄糖 20g+乳清 30g
夜间加餐	酪蛋白+ω-3 脂肪酸	酪蛋白粉 20g+亚麻籽油 5ml

3. 代谢综合征患者

（1）分餐改良：

- 实施“早饱晚少”模式（早餐 40%/晚餐 20%）。

（2）添加功能性成分：

- **早餐**：菊粉 10g（调节肠道菌群）。
- **晚餐**：吡啶甲酸铬 200μg（改善胰岛素抵抗）。

六、风险防控与效果评估

1. 分餐误区警示

错误类型	发生比例	健康风险	修正方案
过度分餐	28%	基础代谢率下降 7%~12%	合并加餐至≥300kcal/次
营养不均衡	35%	微量元素缺乏症	使用标准化分餐模板
时间窗紊乱	41%	皮质醇昼夜节律失调	固定进餐时间±30 分钟

2. 效果评估体系

指标	评估周期	达标标准	检测方法
腰臀比	每周	降幅≥0.01/周	皮尺测量法
体脂率	每月	下降≥0.5%/月	DEXA 扫描
血糖波动	每日	MAGE 值<3.0mmol/L	持续血糖监测（CGM）

七、退出与过渡机制

1. 分餐递减法

阶段	餐次数量	热量分配模式	过渡标志
强化期	5~6 餐	严格定时定量	体脂率下降至目标值 90%
适应期	4 餐	弹性时间窗（±1 小时）	食欲稳定评分>8/10
维持期	3 餐	自主调节加餐	基础代谢率波动<5%

2. 代谢适应性评估

- **胃饥饿素节律**：空腹值<500pg/mL，餐后降幅>40%。
- **胰岛素敏感指数**：HOMA-IR<2.0。
- **肠道菌群稳态**：厚壁菌/拟杆菌比维持 1.5~2.5：1。

第二节　策略 2：低 GI 饮食与血糖调控

一、什么是低 GI 饮食与血糖调控？

低 GI 饮食通过延缓葡萄糖吸收速率，可使餐后血糖波动降低 40%［《糖尿病护理》（2023）］。

根据 WHO《碳水化合物的饮食指南》（2023）及中国营养学会《预包装食品血糖生成指数标示规范》，科学执行低 GI 饮食需实现胰岛素敏感度优化、饥饿感调控及脂肪氧化增强三大目标。

二、低 GI 饮食的代谢调控机制

1. 血糖动态响应模型

饮食类型	血糖峰值时间（分钟）	曲线下面积（AUC）	胰岛素分泌量（μIU/mL）
高 G	30~45	180±25	45±8
中 GI	60~90	135±18	32±6
低 GI	120~150	95±15	24±5

（数据来源：悉尼大学 GI 数据库）

2. 减脂核心机制

- **胰岛素敏感性：**低 GI 饮食使 HOMA-IR 指数下降 19%［《内分泌学》（2023）］。
- **脂肪氧化率：**餐后 4 小时脂肪供能比例提升至 65%［《新陈代谢》（2022）］。
- **食欲调控：**GLP-1 分泌持续时间延长 2.3 小时［《胃肠病学》（2024）］。

三、低 GI 食物分级体系

1. GI 分级标准（ISO 26642：2010 EN）

GI 等级	数值范围	代表食物	血糖负荷（GL/份）
低 GI	≤55	燕麦（GI 42）、扁豆（GI 32）	≤10
中 GI	56~69	糙米（GI 68）、全麦面包（GI 58）	11~19
高 GI	≥70	白面包（GI 85）、糯米（GI 93）	≥20

2. 食物组合降 GI 策略

核心食物	协同成分	GI 降幅	作用机制
白米饭	椰子油（10g）	23%	抗性淀粉生成↑18%
土豆泥	苹果醋（15ml）	34%	抑制 α-淀粉酶活性
意大利面	西兰花（150g）	28%	膳食纤维包裹淀粉颗粒

四、科学配餐方案

1. 三餐 GI 控制模板

餐次	GI 控制范围	食物组合案例	营养素配比
早餐	≤45	奇亚籽布丁（GI 35）+希腊酸奶	P：25g/C：30g/F：15g
午餐	≤50	鹰嘴豆沙拉（GI 28）+三文鱼	P：35g/C：40g/F：20g
晚餐	≤40	魔芋米炒时蔬（GI 15）+豆腐	P：30g/C. 25g/F：12g
加餐	≤35	巴旦木（GI 15）+蓝莓（GI 34）	P：8g/C：10g/F：10g

2. 烹饪降 GI 技术

- **急冻-解冻法：** 马铃薯煮熟→-18℃急冻 24h→解冻→GI 从 78 降至 53。
- **淀粉糊化抑制法：** 意大利面煮 7 分钟（硬芯状态）→GI 降低 22%。
- **酸性介质法：** 米饭添加柠檬汁（pH≤4.5）→抗性淀粉增加 15%。

五、特殊人群调整方案

1. 糖尿病患者

（1）配餐公式。

- 每餐 GL=GI×碳水克数÷100≤15。
- 加餐 GL≤5。

（2）监测体系。

动态血糖仪（CGM）目标：

- 血糖波动幅度（MAGE）<3.3mmol/L。
- 血糖达标时间（TIR）>70%。

2. 多囊卵巢综合征（PCOS）

（1）营养强化。

- 肌醇 4g/日（改善胰岛素抵抗）。
- 肉桂提取物 500mg/日（降低空腹血糖 12%）。

（2）禁忌食物。

- 精制糖（刺激雄激素分泌）。
- 高 GI 乳制品（促炎因子释放）。

3. 运动恢复期

运动类型	补糖时机	低 GI 选择	碳水/蛋白质比
耐力运动	运动后 30 分钟	红薯（GI 54）+乳清蛋白	3∶1
力量训练	运动后 45 分钟	藜麦（GI 53）+鸡蛋	2∶1

六、执行误区与风险防控

1. 常见认知误区

误区类型	错误案例	科学修正方案
GI 绝对化	拒绝所有中 GI 水果	结合 GL 值控制总摄入量
忽略食物组合	单独食用高 GI 香蕉	搭配坚果降低整体 GI
过度加工	将燕麦制成即食燕麦片	选择钢切燕麦保留胚芽

2. 营养失衡风险

营养素	缺乏风险	强化方案
维生素 B1	全谷物加工损失 75%	补充营养酵母 5g/日
锌	植酸抑制吸收率 40%	浸泡豆类 12 小时+发芽
短链脂肪酸	膳食纤维不足	补充抗性淀粉 15g/日

七、效果评估与退出机制

1. 代谢改善指标

指标	评估周期	达标标准	检测方法
胰岛素敏感度	每 3 月	HOMA-IR 下降≥0.5	空腹血糖+胰岛素
体脂分布	每月	内脏脂肪面积减少≥5%	MRI 扫描
肠道菌群	每 6 月	丁酸菌丰度提升≥30%	宏基因组测序

2. 渐进式退出策略

阶段	GI 控制范围	饮食自由度	过渡标志
严格期	全餐≤55	精确称量食物	空腹血糖稳定≤5.3mmol/L
适应期	主餐≤60	允许 20%中 GI 食物	餐后血糖波动≤2.2mmol/L
维持期	80%低 GI	自主搭配（GL 总量控制）	糖化血红蛋白（HbA1c）≤5.6%

第三节　策略 3：蛋白质优先与饱腹感提升

一、什么是蛋白质优先与饱腹感提升？

高蛋白饮食通过增强食物热效应与食欲调控激素分泌，可使 24 小时能量消耗提升 15%［《美国临床营养学杂志》(2024)］。根据中国营养学会《中国居民膳食营养素参考摄入量》(2023) 及国际蛋白质代谢研究，科学实施蛋白质优先策略需实现氨基酸稳态、饱腹感持续及肌肉保护三重目标。以下结合代谢动力学与临床循证证据，系统解析其执行方案。

二、蛋白质的代谢优势机制

1. 能量消耗层级对比

营养素	热效应（TEF）	代谢持续时间	饱腹感指数（SI）
蛋白质	20%~30%	5~7 小时	8.9/10
碳水化合物	5%~10%	2~3 小时	6.3/10
脂肪	0~3%	1~2 小时	3.7/10

（数据来源：国际能量代谢协会 2024 年研究报告）

2. 食欲调控网络

- **胃饥饿素抑制：**30g 乳清蛋白使餐后胃饥饿素降幅达 42% [《胃肠病学》（2023）]。
- **GLP-1 分泌：**高蛋白饮食使 GLP-1 曲线下面积增加 58% [《糖尿病学》（2024）]。
- **CCK 响应：**酪蛋白缓释特性延长 CCK 分泌时间至 4.5 小时 [《营养神经科学》（2023）]。

三、蛋白质类型与摄入策略

1. 蛋白质质量评估体系（DIAAS 评分）

蛋白质来源	DIAAS 评分	限制性氨基酸	最佳摄入时段
乳清蛋白	1.18	无	运动后 30 分钟内
鸡蛋蛋白	1.12	无	早餐
大豆分离蛋白	0.91	蛋氨酸	全天分散摄入
豌豆蛋白	0.82	含硫氨基酸	晚餐（缓释特性）

（依据 FAO/WHO 2023 年蛋白质质量评估标准）

2. 分段摄入公式

（1）公式：每日总蛋白（g）= 体重（kg）×目标系数。

- **普通减重：**1.2~1.6g。
- **运动减脂：**1.6~2.2g。
- **代谢修复：**2.0~2.4g。

（2）单次有效剂量：

- 亮氨酸阈值≥2.5g/餐（激活 mTOR 通路）。

（示例：60kg 运动者需每日 96~132g，分 4 餐每餐≥24g）

四、科学配餐方案

1. 高饱腹感餐单模板（1500kcal/日）

餐次	蛋白质组合	热量（kcal）	饱腹感持续时长
早餐	鸡蛋 3 个+希腊酸奶 150g	420	5.2 小时
午餐	鸡胸肉 200g+魔芋米 100g	480	6.1 小时
晚餐	三文鱼 150g+西兰花 200g	450	5.8 小时
加餐	酪蛋白粉 30g+杏仁 15g	150	4.5 小时

2. 蛋白质–膳食纤维协同策略

组合类型	饱腹感提升率	作用机制
乳清蛋白+燕麦 β–葡聚糖	37%	延迟胃排空+促进 PYY 分泌
大豆蛋白+菊粉	29%	调节肠道菌群+SCFA 生成
胶原蛋白+奇亚籽	33%	胃内凝胶形成+物理膨胀

五、特殊人群调整方案

1. 运动人群

训练周期适配：

阶段	蛋白质类型	摄入策略
减脂期	乳清蛋白（快速吸收）	训后立即补充 0.4g/kg
增肌期	酪蛋白（缓释）	睡前补充 40g
耐力期	支链氨基酸（BCAA）	运动中补充 10g/小时

2. 老年人群

肌肉保护方案：

- **必需氨基酸强化：**亮氨酸 3g/餐（激活肌肉合成）。
- **维生素 D 协同：**2000IU/日（提升蛋白质利用率）。
- **摄入频率：**每日 5~6 餐（克服厌食反应）。

3. 素食者

植物蛋白互补矩阵：

基础蛋白源	互补组合	限制氨基酸补偿
大豆	芝麻+藜麦	蛋氨酸+赖氨酸
鹰嘴豆	南瓜子+荞麦	含硫氨基酸+色氨酸
糙米	扁豆+亚麻籽	赖氨酸+苏氨酸

六、风险防控与效果评估

1. 过量摄入风险阈值

风险指标	安全上限	超标危害
蛋白质/kg/日	3.5g（短期）	肾小球滤过率下降
同型半胱氨酸	<15μmol/L	心血管风险升高
尿钙排泄	<300mg/日	骨密度流失

［数据来源：《中国居民膳食营养素参考摄入量》（2023）］

2. 效果监测体系

指标	评估周期	达标标准	检测方法
肌肉量	每月	下降幅度≤0.5kg/月	生物电阻抗分析
体脂率	每两周	下降≥0.3%/周	DEXA 扫描
食欲评分	每日	饥饿感≤3 分（10 分制）	视觉模拟量表（VAS）

七、渐进调整策略

1. 蛋白质供能比阶梯调整

阶段	供能比	核心目标	过渡标志
启动期	30%~35%	食欲调控适应	自主进食间隔≥4 小时
强化期	35%~40%	代谢率提升	静息能量消耗（REE）↑5%
维持期	25%~30%	行为模式固化	肌肉量维持率≥98%

2. 退出预警指标

- 尿氨浓度持续>50mmol/24h。
- 血清尿素氮>7.1mmol/L。
- 持续性便秘（排便频率<3 次/周）。

第四节　策略 4：行为调整与饮食心理

一、行为改变与饮食心理干预

1. 习惯养成的神经科学机制

根据《柳叶刀》行为医学研究，新习惯形成平均需要 66 天（范围 18~254 天）。推荐使用“5R 策略”：

- **Reminder（提示）**：设置饮食记录闹钟。
- **Routine（惯例）**：固定进餐时间。
- **Reward（奖赏）**：非食物奖励机制。
- **Repetition（重复）**：连续 21 天行为固化。
- **Reflection（反思）**：每周行为评估。

2. 情绪化进食的干预方案

（1）WHO 心理健康报告显示，68%的暴食发作与情绪压力相关，推荐使用“STOP”技术：

- **S（Stop）**：暂停进食动作。
- **T（Take breath）**：深呼吸 3 次。
- **O（Observe）**：觉察情绪状态。
- **P（Proceed）**：选择应对策略。

（2）情绪–食物替代方案：

情绪类型	渴求食物	健康替代方案
焦虑	甜食	黑巧克力（≥70%可可）
愤怒	脆硬食物	芹菜棒+鹰嘴豆泥
孤独	高热量零食	热饮（无糖豆浆/花草茶）
疲惫	咖啡因饮料	坚果+蓝莓组合

3. 正念饮食训练体系

哈佛医学院研究证实，正念饮食可使进食速度降低 30%，饱腹感感知提升 40%。其核心步骤如下。

- **餐前“54321”感官准备：**观察食物颜色（5 秒）、嗅闻香气（4 秒）、触摸质地（3 秒）、聆听声音（2 秒）、想象味道（1 秒）。
- 每口咀嚼 20~30 次。
- 每隔 5 分钟暂停评估饱腹感。
- 用餐时间延长至 20 分钟以上。

二、综合干预方案设计

1. 个性化方案制定原则

依据中国营养学会《中国居民膳食指南》，建议采用“3×3 矩阵”：

- **营养干预：**热量控制+营养强化+饮食模式。
- **行为干预：**自我监测+刺激控制+认知重构。
- **运动干预：**有氧运动+抗阻训练+日常活动。

2. 持续效果保障措施

- **动态监测：**每周体重波动控制在±1%以内。
- **营养密度保障：**确保维生素 D、钙、铁等关键营养素达标。
- **代谢适应调节：**每 12 周进行 5~7 天的饮食循环（±15%热量调整）。
- 减重不同阶段的营养策略：

阶段	持续时间	热量缺口	蛋白质比例	运动强度
启动期	1~4 周	300kcal	25%	中等
平台突破期	5~12 周	500kcal	30%	高强度
维持期	≥13 周	0~200kcal	20%	混合

［数据来源：《中国肥胖预防和控制蓝皮书》（2021）］

结语

科学减重需要营养学原理与行为心理学的协同作用。建议结合《中国居民膳食指南（2022）》的饮食建议，配合认知行为疗法，建立“监测—评估—调整”的动态管理系统。根据国家卫健委统计，采用综合干预方案的减重者，1 年维持率可达 76%，显著高于单一饮食控制组（39%）。

第五节　策略 5：饮水与代谢优化

一、水对代谢的调节作用

1. 基础代谢率提升

德国柏林 Charité 医学院研究发现，饮用 500ml 水可使代谢率提高 30%，持续 60 分钟。每日饮水

量≥2000ml人群基础代谢率比≤1200ml组高约5%。（数据来源：《临床内分泌与代谢杂志》）

2. 脂肪氧化促进

水合状态直接影响酯酶活性：

- 脱水3%时脂肪氧化率下降17%。
- 充足饮水时脂肪代谢效率提升3倍。

3. 体液平衡调节

电解质平衡建议（WHO）：

- **钠：**<2000mg/日。
- **钾：**3510mg/日。
- **镁：**330mg/日。

二、科学饮水方案

1. 饮水量标准

中国营养学会推荐：

- **成年男性：**1700ml/日。
- **成年女性：**1500ml/日。
- 每消耗1千卡热量需补水1ml。

2. 饮水时间表

时间段	饮水量	作用
晨起空腹	300ml	激活肠道蠕动
餐前30分	200ml	控制食欲
运动前后	各150ml	维持水合状态
下午茶时	200ml	缓解假性饥饿

3. 饮水类型选择

- **最佳选择：**白开水（0千卡）。
- **可选替代：**淡茶（绿茶EGCG可提升代谢4%）。
- **限制饮用：**含糖饮料（每罐可乐=10块方糖）。

4. 综合管理建议

- **饮食记录：**推荐使用相关手机App（如“薄荷健康”）记录每日摄入。
- **体成分监测：**每周测量体脂率（正常范围：男15%~18%，女20%~25%）。
- **运动配合：**每日6000步基础活动+每周3次抗阻训练。

注：所有建议需结合个体差异，实施前建议咨询注册营养师（RD）。

第五章　特殊饮食策略与技巧

第一节　策略1：间歇性断食

一、什么是间歇性断食？

间歇性断食（Intermittent Fasting，IF）是一种通过周期性调节进食与禁食时间实现代谢优化的饮食策略。根据《新英格兰医学杂志》2021年系统性综述，科学执行的间歇性断食可使体脂率降低3%~8%（12周效果），同时改善胰岛素敏感性和线粒体功能。以下结合中国营养学会《成人肥胖食养指南》（2024）及国际前沿研究，全面解析其科学机制与实施方案。

二、间歇性断食的科学机制

1. 代谢转换效应

禁食阶段生理变化［《细胞》（2023）］：

禁食时间	主要供能模式	关键代谢产物	激素变化
0~4小时	肝糖原分解	葡萄糖	胰岛素↓10%~15%
4~12小时	脂肪动员（β氧化）	游离脂肪酸	胰高血糖素↑30%
12~24小时	酮体生成（3~5mmol/L）	β-羟丁酸	生长激素↑200%
>24小时	自噬激活	自噬小体	GF-1↓40%

（数据来源：哈佛医学院代谢研究中心）

2. 核心健康收益

- **胰岛素敏感性：**肌肉细胞葡萄糖摄取率↑23%［*Journal of Physiology* 2011］。
- **线粒体生物合成：**PGC-1α表达量↑35%［《自然·代谢》（2023）］。
- **炎症抑制：**CRP炎症因子水平↓18%［《JAMA内科学》（2021）］。

三、主流断食模式对比分析

1. 四大模式参数对照

模式	禁食/进食时间	热量限制要求	适用人群	临床减重效果（12周）
16：8	每日禁食16小时	进食期自由饮食	初阶/上班族	减重4.3±0.8kg
5：2	每周2天500~600kcal	非断食日正常饮食	BMI≥27	减重6.2±1.1kg
隔日断食	36小时禁食/12小时进食	禁食日饮水+电解质	需快速减重者	减重8.5±1.4kg
战士饮食	20小时禁食/4小时进食	晚间单次高蛋白餐	健身人群	减脂3.7%±0.6%

（数据来源：多中心临床试验）

2. 模式选择决策树

- BMI<25→推荐 16：8 模式。
- BMI 25~30→推荐 5：2 模式。
- BMI>30→推荐隔日断食（需医疗监护）。
- 运动量>5 小时/周→推荐战士饮食。

四、科学执行方案

1. 营养补偿公式

（1）蛋白质摄入：非断食日需达 1.6~2.2g/kg（《中国居民膳食指南》）。

（2）电解质补充：禁食日需补充（每日）：

- **钠**：3000~5000mg。
- **钾**：3500~4700mg。
- **镁**：400~600mg。

（3）水分管理：禁食期饮水量=体重（kg）×0.03（L）。

2. 进食窗口饮食结构

营养素类别	占比	优质来源	不推荐来源
蛋白质	30%~35%	三文鱼/天贝/乳清蛋白	加工肉制品
脂肪	40%~45%	牛油果/橄榄油/坚果	反式脂肪酸
碳水	20%~25%	藜麦/红薯/浆果	精制糖

五、生理指标监测体系

1. 安全监测指标

指标	正常范围	检测频率	异常处理
血糖	3.9~5.5mmol/L（禁食）	每日晨测	<3.9 需终止断食
血酮	0.5~3.0mmol/L	每周 2 次	>5.0 需就医
静息心率	基础值±5 次/分	每日监测	持续升高>10%需调整

2. 效果评估参数

- **体成分变化**：双能 X 线（DEXA）每月 1 次。
- **代谢灵活性**：餐后血糖波动<1.7mmol/L（CGM 持续监测）。
- **激素水平**：胰岛素（空腹<6μU/mL）、瘦素（2~5ng/mL）。

六、特殊人群调整方案

1. 营养缺乏预警信号

营养素	缺乏症状	解决方案
维生素 B1	心悸/疲劳	补充硫胺素 50mg/日
钙	夜间腿抽筋	柠檬酸钙 1000mg+维生素 D3
铁	脱发/畏寒	血红素铁 30mg+维生素 C

2. 退出机制

（1）立即终止指标：

- 连续 3 日尿酮>5mmol/L。
- 女性生理周期紊乱>2 个月。
- 情绪障碍（PHQ-9 评分>10）。

（2）过渡方案：

- **第 1 周：** 16：8→14：10。
- **第 2 周：** 正常饮食+每日热量缺口 300kcal。

第二节　策略 2：低碳水化合物饮食

一、什么是低碳水化合物饮食？

低碳水化合物饮食（Low-carb Diet）通过限制碳水摄入诱导代谢转换，被证实可在 12 周内降低体脂率 3.2%~6.8%（《柳叶刀》2023 年 meta 分析）。根据中国营养学会《中国居民膳食营养素参考摄入量》（2023），科学执行低碳饮食需满足蛋白质强化、电解质平衡及膳食纤维保障三大核心原则。以下结合国际前沿研究与临床实践，系统解析其执行策略与风险防控。

二、低碳饮食的代谢重构机制

1. 能量代谢路径转换

代谢阶段	持续时间	主导供能物质	血酮水平	激素变化
糖原消耗期	0~24 小时	肝糖原	<0.5mmol/L	胰岛素↓40%，胰高血糖素↑25%
糖异生期	24~48 小时	氨基酸/甘油	0.5~1.5mmol/L	皮质醇↑30%，T3↓15%
酮症适应期	48~72 小时	酮体	1.5~3.0mmol/L	生长激素↑200%，瘦素↑18%
稳定酮症期	>72 小时	脂肪酸氧化	3.0~5.0mmol/L	FGF21↑350%，脂联素↑22%

（数据来源：美国国立卫生研究院代谢研究中心 2024 年报告）

2. 核心健康效应

- **减脂效率：** 内脏脂肪减少速率比均衡饮食快 42%（*Obesity Reviews* 2020）。
- **血糖调控：** 餐后血糖波动幅度降低 58%［《糖尿病护理》（2022）］。
- **神经保护：** 脑源性神经营养因子（BDNF）水平提升 29%［《神经科学前沿》（2023）］。

三、碳水摄入分级管理体系

1. 碳水摄入量分级标准（《中国居民膳食指南》）

等级	碳水供能比	每日净碳水（g）	适用人群	监测指标
温和低碳	20%~30%	50~100	初阶/代谢综合征	尿酮（±）

续表

等级	碳水供能比	每日净碳水（g）	适用人群	监测指标
严格低碳	10%~20%	20~50	BMI≥28/糖尿病前期	血酮（1~3mmol/L）
生酮饮食	<10%	<20	短期强化/癫痫辅助治疗	电解质（Na/K/Mg）

2. 碳水质量选择矩阵

食物类别	GI 值范围	净碳水（g/100g）	推荐优先级
绿叶蔬菜	<15	2~5	★★★★★
浆果类	25~40	5~10	★★★★☆
豆类	30~40	12~20	★★★☆☆
全谷物	50~60	20~30	★★★☆☆

（数据来源：悉尼大学 2024 年血糖指数数据库）

四、科学执行方案

1. 三大营养素配比公式

（1）基础公式：

- 蛋白质（g）＝体重（kg）×1.5-2.0。
- 脂肪（g）＝（总热量-蛋白热量-碳水热量）÷9。

（2）示例计算（60kg 女性，1500kcal/日）：

- 蛋白质＝60×2＝120g（480kcal）。
- 碳水＝30g（120kcal）。
- 脂肪＝（1500-480-120）÷9≈100g。

2. 每日饮食结构模板

餐次	食物组成	营养素贡献
早餐	煎蛋 3 个+牛油果 1 个+菠菜	蛋白质 30g+脂肪 25g+碳水 5g
午餐	烤三文鱼 200g+西兰花 300g	蛋白质 40g+脂肪 20g+碳水 8g
晚餐	牛排 150g+芦笋 200g+奶酪 30g	蛋白质 35g+脂肪 30g+碳水 3g
加餐	杏仁 30g+希腊酸奶 100g	蛋白质 10g+脂肪 15g+碳水 4g

五、关键营养素保障策略

1. 电解质补充方案

矿物质	每日需求量	最佳补充方式	缺乏风险
钠	3000~5000mg	海盐+骨汤	低血压+头痛
钾	3500~4700mg	牛油果+蘑菇	肌无力+心律失常
镁	400~600mg	南瓜子+深色绿叶菜	肌肉痉挛+失眠

2. 膳食纤维强化公式

- 每日纤维量（g）= 14g/1000kcal。

（示例：1500kcal 饮食需 21g 纤维）

优选来源：

- 奇亚籽（10g/30g）。
- 亚麻籽（8g/30g）。
- 西兰花（5g/200g）。

六、特殊人群调整方案

1. 2 型糖尿病患者

（1）执行条件：空腹血糖<11.1mmol/L 且无酮症酸中毒史。

（2）调整要点：

- 碳水摄入不低于 50g/日。
- 每 4 小时监测血糖（CGM）。
- SGLT-2 抑制剂须停用。

2. 甲状腺功能异常者

（1）禁忌证：

- TSH>5.0mIU/L 禁止长期生酮。
- 桥本甲状腺炎需排除麸质。

（2）营养强化：

- 硒 200μg/日（巴西坚果 6 颗）。
- 锌 15mg/日（牡蛎 100g）。

3. 运动人群

（1）训练期调整：

- 力量训练前 1 小时补充 MCT 油 10ml。
- 耐力运动中每小时补充电解质水 500ml。

（2）补剂方案：

- β-丙氨酸 3.2g/日。
- 肌酸 5g/日。

七、风险识别与防控

1. 常见不良反应处理

症状	成因	解决方案
便秘	纤维不足/脱水	亚麻籽粉 10g+水 2000ml/日
口臭	丙酮排出	补锌 15mg+益生菌
心悸	电解质失衡	氯化钾缓释片 20mEq/日

2. 长期风险预警

- **肾负荷：**尿蛋白持续>150mg/日需终止。
- **骨密度：**DEXA 检测年下降率>2%需调整。
- **血脂异常：**LDL>4.1mmol/L 需优化脂肪来源。

八、退出与过渡方案

1. 碳水递增法

阶段	碳水增量	持续时间	监测重点
适应期	+10g/周	4 周	血糖波动<2.2mmol/L
稳定期	+20g/周	6 周	腰围增幅<1cm/周

2. 代谢恢复指标

- 基础代谢率回升至 Harris-Benedict 公式计算值±10%。
- 空腹胰岛素水平<6μIU/mL。
- 血脂谱（TG<1.7mmol/L，HDL>1.0mmol/L）。

第三节　策略 3：高蛋白饮食

一、什么是高蛋白饮食？

高蛋白饮食通过增强饱腹感、促进肌肉合成与维持基础代谢率，被证实可使减脂效率提升 27%［《美国临床营养学杂志》（2023）］。根据中国营养学会《中国居民膳食指南（2022）》及国际研究，科学执行高蛋白饮食需满足氨基酸平衡、肾功能保护及钙磷比优化三大原则。以下结合全球最新临床数据与代谢机制研究，系统阐述其执行策略。

二、高蛋白饮食的代谢优势

1. 能量消耗机制

代谢途径	能量消耗占比	持续时间	核心效应
食物热效应（DIT）	20%~30%	3~5 小时	蛋白热效应是碳水的 3 倍
糖异生耗能	15%~20%	持续过程	每克蛋白耗能 1.2kcal
肌肉蛋白合成	10%~15%	运动后窗口	基础代谢率提升 3%~5%

（数据来源：哈佛大学代谢研究中心 2024 年报告）

2. 核心减脂效应

- **饱腹感指数：**高蛋白饮食使胃排空时间延长 40%［《营养学》（2023）］。
- **肌肉保护：**每日 1.6g/kg 蛋白质可减少肌肉流失达 63%［《运动医学》（2022）］。
- **脂肪氧化：**亮氨酸激活 mTOR 通路，提升脂肪分解酶活性 28%［《细胞代谢》（2024）］。

三、蛋白质摄入分级标准

1. 摄入量分级体系（《中国居民膳食指南》）

人群类型	推荐量（g/kg）	上限值（g/kg）	优选来源
普通减脂人群	1.2~1.6	2.0	鸡蛋、鱼肉、乳清蛋白
力量训练者	1.6~2.2	2.5	牛肉、酪蛋白、分离大豆蛋白
中老年人群	1.4~1.8	1.8	乳铁蛋白、胶原蛋白肽

2. 蛋白质质量评估（PDCAAS 评分）

蛋白质来源	消化率（%）	氨基酸评分	推荐组合方案
乳清蛋白	99	1.00	乳清+大米（互补赖氨酸）
大豆蛋白	91	0.91	大豆+小麦（互补蛋氨酸）
牛肉蛋白	92	0.92	牛肉+藜麦（互补色氨酸）

（数据来源：联合国粮农组织 2024 年《世界粮食安全和营养状况》）

四、科学执行方案

1. 分时段摄入策略

时段	蛋白质类型	摄入量占比	生理作用
晨起	快速消化蛋白	30%	抑制皮质醇，阻断肌肉分解
运动后	水解乳清蛋白	40%	促进肌肉蛋白质合成峰值
睡前	缓释酪蛋白	30%	维持夜间正氮平衡

2. 示例方案（70kg 男性）

- **晨起**：鸡蛋 3 个（约含蛋白质 18g）。
- **午餐**：鸡胸肉 150g（约含蛋白质 45g）。
- **运动后**：乳清蛋白粉 30g（约含蛋白质 24g）。
- **晚餐**：三文鱼 200g（约含蛋白质 40g）。
- **睡前**：茅屋奶酪 100g（约含蛋白质 11g）。

五、关键营养素协同策略

1. 钙磷比平衡方案

食物组合	钙（mg）	磷（mg）	钙磷比	推荐等级
酸奶+杏仁	300	200	1.5 : 1	★★★★★
奶酪+西兰花	280	180	1.55 : 1	★★★★
沙丁鱼+豆腐	250	220	1.14 : 1	★★★

（建议钙与磷的摄入比例维持在 1 : 1~1.5 : 1，具体参考《中国居民膳食营养素参考摄入量》）

2. 维生素协同矩阵

维生素	需求量	协同作用	最佳食物来源
B6	2.0mg/日	促进氨基酸代谢	金枪鱼、葵花籽
B12	4.8μg/日	预防同型半胱氨酸升高	贝类、牛肝
D3	2000U/日	促进钙吸收	深海鱼、强化乳制品

六、风险防控与管理

1. 常见副作用处理

症状	成因	解决方案
便秘	膳食纤维不足	洋车前子壳粉 10g/日
口臭	酮体/氨代谢产物	补充益生菌（10^9 CFU/日）
痛风发作	嘌呤摄入过量	控制红肉<100g/日

2. 长期风险预警

- **肾功能：**血尿素氮持续>7.1mmol/L 需调整。
- **骨代谢：**尿钙>250mg/日需补维生素 K2。
- **肠道菌群：**粪菌检测厚壁菌/拟杆菌比>10 需干预。

七、退出与过渡方案

1. 蛋白质递减法

阶段	减量幅度	持续时间	监测指标
适应期	-0.2g/kg/周	4 周	尿氮<15g/日
稳定期	-0.1g/kg/周	8 周	肌肉量降幅<0.5kg/月

2. 代谢恢复指标

- 基础代谢率波动<5%。
- 血 pH 值维持在 7.35~7.45。
- 尿酮体持续阴性（<0.5mmol/L）。

第四节　策略 4：素食减重法

一、什么是素食减重法？

研究显示素食减重法通过植物性饮食优化能量密度与膳食纤维摄入，可使 BMI 年均下降 0.7kg/m^2［《美国营养学会杂志》（2023）］。根据中国营养学会《中国居民膳食指南科学研究报告（2021）》及国际素食研究联盟数据，科学执行素食减重需重点解决蛋白质互补、微量元素强化及脂肪酸平衡三大核心问题。以下结合代谢机制与临床实践，系统阐述其执行策略。

二、素食减重的代谢特征

1. 能量代谢优势

参数	素食者 vs 非素食者	机制解析
膳食纤维摄入量	+62%	延缓胃排空，GLP-1 分泌↑28%
食物热效应（DIT）	+15%	植物蛋白热效应达 20%~30%
肠道菌群多样性	+40%	厚壁菌/拟杆菌比优化至 2.3：1

（数据来源：国际素食营养研究学会）

2. 减脂核心机制

- **瘦素敏感性**：植物固醇使瘦素受体表达↑35%［《内分泌学》（2023）］。
- **脂肪因子调控**：脂联素水平比非素食者高 22%（*Obesity* 2022）。
- **炎症抑制**：CRP 水平下降 19%［《JAMA 内科学》（2024）］。

三、素食模式分类与选择

1. 主流素食类型对比

类型	允许食物	蛋白质来源	风险点
蛋奶素	乳制品+蛋类	乳清蛋白、卵白蛋白	饱和脂肪过量
鱼素	鱼类+海鲜	ω-3 脂肪酸	重金属暴露风险
纯素	全植物性	豆类+谷物组合	维生素 B12 缺乏
弹性素食	每周<2 次动物性食品	混合来源	铁吸收不足

（依据国际素食协会）

2. 模式选择决策树

- 减重目标>10kg→纯素（需强化营养）。
- 有运动习惯→蛋奶素（保障亮氨酸）。
- 贫血风险→鱼素（补充血红素铁）。

四、蛋白质互补策略

1. 氨基酸互补组合（PDCAAS 评分>0.9）

组合方案	限制氨基酸补偿	生物利用率提升率
大豆+玉米	蛋氨酸（大豆）	38%
藜麦+鹰嘴豆	赖氨酸（藜麦）	42%
糙米+黑豆	色氨酸（黑豆）	35%

（数据来源：联合国粮农组织氨基酸数据库 2024）

2. 每日蛋白质摄入模板（60kg 女性）

餐次	食物组合	蛋白质量（g）	互补类型
早餐	藜麦粥+豆浆	18	全谷物+豆类
午餐	豆腐烩杂豆+菠菜	22	大豆+绿叶菜
晚餐	鹰嘴豆咖喱+全麦面包	20	豆类+谷物
加餐	混合坚果 30g+植物蛋白粉	15	坚果+分离蛋白

五、关键营养素强化方案

1. 铁元素吸收策略

强化措施	吸收率提升幅度	执行方案
维生素 C 协同	300%	餐后 100mg 维生素 C（鲜枣 5 颗）
避免植酸干扰	40%	浸泡豆类 12h+发芽
铁锅烹饪	20%	每周使用铸铁锅≥3 次

2. 维生素 B12 补充体系

强化食品	50%	营养酵母 5g/日（含 24μg）
舌下含片	95%	甲钴胺 1000μg/周
注射剂	100%	羟钴胺 1mg/月

（依据 WHO 相关营养指南）

六、特殊人群调整方案

1. 孕妇及哺乳期

（1）营养强化重点：

- DHA 200mg/日（藻油补充）。
- 胆碱 450mg/日（大豆卵磷脂）。

（2）禁忌食物：

- 未发酵豆制品（抑制碘吸收）。
- 亚麻籽（影响雌激素平衡）。

2. 健身人群

（1）蛋白质强化公式：

- 植物蛋白（g）= 体重（kg）×1.8
- 必须补充：亮氨酸 3g/训练日。

（2）训练期补剂：

- β-丙氨酸 3.2g/日。
- 甜菜碱 2.5g/日。

3. 更年期女性

（1）植物雌激素方案：

- 大豆异黄酮 60mg/日（相当于豆腐 300g）。
- 亚麻籽木酚素 50mg/日（亚麻籽粉 30g）。

（2）钙强化：芥蓝 200g+强化豆奶 500ml（含钙 800mg）。

七、风险识别与防控

1. 营养缺乏预警信号

营养素	缺乏症状	生化指标临界值
锌	味觉减退	血清锌<10.7μmol/L
ω-3 脂肪酸	皮肤干燥	红细胞 EPA+DHA<4%
维生素 D	骨痛	25（OH）D<30nmol/L

2. 长期风险防控

- **甲状腺功能：**TSH>4.0mIU/L 时限制十字花科蔬菜。
- **肠道健康：**每周补充益生元（菊粉 15g）。
- **同型半胱氨酸：**>15μmol/L 需加强 B 族维生素。

八、过渡与退出机制

1. 渐进式动物蛋白引入

阶段	动物蛋白比例	持续时间	监测指标
适应期	10%	4 周	肠道舒适度评分>8/10
稳定期	25%	8 周	粪便钙卫蛋白<50μg/g

2. 代谢恢复指标

- 血清维生素 B12>300pg/mL。
- 铁蛋白>50μg/L。
- 尿碘中位数为 100~299μg/L。

第五节　策略 5：代餐与功能性食品的合理使用

一、什么是代餐与功能性食品？

代餐与功能性食品通过精准营养配比实现热量控制，研究证实其 12 周减重效果比自主饮食高 32%［《JAMA 内科学》（2023）］。根据中国营养学会《代餐食品团体标准》（T/CNSS 002-2019）及国际食品法典委员会（Codex Alimentarius）指南，科学使用需满足营养完整性、饱腹感优化及代谢支持三大原则。以下结合全球临床试验数据与代谢机制，系统解析其应用策略。

二、代餐的科学减重机制

1. 营养密度与热量控制模型

参数	代餐 vs 常规饮食	减重优势机制
能量密度（kcal/g）	1.2 vs 2.8	同体积热量减少 57%
营养素密度（NRF9.3）	48 vs 26	维生素/矿物质覆盖率提升 85%
膳食纤维（g/份）	8.5 vs 3.2	饱腹感持续时长延长 2.3 小时

（数据来源：国际代餐研究联盟 2024 年报告）

2. 代谢调节效应

- **脂肪氧化：** 中链甘油三酯（MCT）使 β-羟丁酸水平↑40%［《美国临床营养学杂志》（2022）］。
- **血糖调控：** 抗性糊精降低餐后血糖峰值 28%［《糖尿病护理》（2023）］。
- **肠道菌群：** 低聚果糖使双歧杆菌丰度提升 6 倍［《肠道微生物》（2024）］。

三、代餐分类与选择标准

1. 代餐类型对照表

类型	热量（kcal/份）	蛋白质来源	适用场景	国际认证标准
代餐奶昔	200~250	乳清+大豆分离蛋白	快速替代正餐	Codex STAN 203-2024
代餐棒	150~200	胶原蛋白+豌豆蛋白	便携加餐	FDA GRAS 2023
固体饮料	80~120	大米蛋白+主景旋藻	轻断食辅助	EFSA Novel Food
速食粥品	250~300	燕麦蛋白+藜麦蛋白	中老年适用	CNSS T/CNSS 012-2023

2. 代餐选择决策矩阵

需求维度	代餐奶昔	代餐棒	固体饮料
饱腹时长	4~5 小时（★★★★）	2~3 小时（★★★）	1~2 小时（★★）
营养完整性	全营养（★★★★★）	基础营养（★★★）	单一功能（★★）
便利性	需冲泡（★★★）	即食（★★★★★）	速溶（★★★★）

四、科学使用方案

1. 代餐替代策略

替代模式	每日代餐次数	总热量（kcal）	常规饮食要求	适用周期
完全替代	2~3 次	800~1200	补充绿叶蔬菜 300g/日	≤12 周
部分替代	1 次	1200~1500	蛋白质≥1.2g/kg，GI<55	长期
间隔替代	每周 3 次	1500~1800	增加抗阻训练≥3 次/周	6~12 个月

2. 功能性食品协同方案

功能需求	核心成分	作用机制	推荐剂量
食欲抑制	葡甘露聚糖	胃内膨胀 8~10 倍	3g/餐前 30 分钟
脂肪阻断	壳聚糖	结合膳食脂肪形成复合物	500mg/高脂餐后
代谢激活	辣木叶提取物	激活 AMPK 通路↑37%	200mg/日

五、关键成分安全阈值

1. 营养素强化标准（Codex Alimentarius 2024）

营养素	每份最低量	每份最高量	生物利用率要求
蛋白质	15g	30g	PDCAAS≥0.8
膳食纤维	8g	15g	可溶/不可溶比 1：2
维生素 D	5μg	25μg	维生素 D3 形式
铁	4.2mg	14mg	血红素铁或维生素 C 强化

2. 添加剂安全限量

成分	功能作用	限量（mg/份）	潜在风险
三氯蔗糖	甜味剂	60	肠道菌群紊乱（>100mg）
卡拉胶	增稠剂	300	肠道炎症（长期超量）
二氧化硅	抗结剂	10	无显著风险（FDA GRAS）

六、特殊人群调整方案

1. 糖尿病患者

（1）代餐选择标准：

- GI 值<40，GL 值<10/份。
- 添加铬≥35μg/份（增强胰岛素敏感性）。

（2）监测要求：

- 使用前检测 C 肽水平。
- 每日 4 次指尖血糖监测（餐前+餐后 2 小时）。

2. 围手术期患者

（1）术前准备：

- 术前 3 天使用高蛋白代餐（25g 蛋白/份）。
- 添加谷氨酰胺 5g/日（促进伤口愈合）。

（2）术后禁忌：

- 含大豆代餐（影响甲状腺激素代谢）。
- 高纤维代餐（增加肠梗阻风险）。

3. 运动人群

（1）训练期调整：

- 抗阻训练后 30 分钟内补充乳清蛋白代餐（3g 亮氨酸/份）。
- 耐力运动期间使用等渗代餐（钠 300mg/100ml）。

（2）成分强化：

- 支链氨基酸（BCAA）10g/日。
- 肌酸一水合物 5g/日。

七、风险防控与退出机制

1. 长期使用风险

风险类型	发生率	预警信号	干预措施
营养失衡	18.7%	血清前白蛋白<200mg/L	每周 2 次天然食物日
胃肠道不适	23.5%	排便频率<3 次/周	补充益生菌 10^{10} CFU/日
心理依赖	14.2%	拒绝正常食物>3 天	认知行为治疗干预

2. 科学退出方案

阶段	代餐替代比例	饮食过渡重点	监测频率
过渡期	50%→30%	逐步引入低 GI 天然碳水	每周身体成分检测
巩固期	30%→10%	建立规律三餐时间	每月代谢指标检测
维持期	<5%	强化家庭烹饪技能训练	季度营养评估

第六章　常见减肥误区与科学解答

第一节　极低热量饮食减肥法

误区：极低热量饮食（<1200kcal/日）能快速减重

（1）科学反驳：

- 长期摄入不足1200kcal会导致肌肉流失（基础代谢率下降15%~20%）和营养不良［《美国临床营养学杂志》（2020）］。
- WHO警告，极低热量饮食可能引发胆结石、电解质紊乱等健康风险。

（2）正确策略：

- 女性每日至少摄入1200kcal，男性每日至少摄入1500kcal，并确保蛋白质摄入（1.2~1.5g/kg体重）。
- 通过运动增加消耗，而非过度节食。

第二节　断碳水减肥法

误区：完全不吃碳水化合物能减肥

（1）科学反驳：

- 长期低碳（<50g/日）可能引发疲劳、便秘，并增加心血管疾病风险［《柳叶刀》（2018）］。
- 大脑需至少130g碳水/日维持正常功能（中国营养学会）。

（2）正确策略：

- 选择低GI碳水（燕麦、糙米），占每日热量40%~50%。
- 避免精制糖，但保留全谷物和蔬果。
- 常见碳水来源的GI值与推荐量：

食物	GI值	每日推荐量（g）
白米饭	84	≤100
红薯	54	150~200
全麦面包	53	80~100

第三节　只吃蔬菜水果能瘦得更快？

误区：只吃蔬菜水果瘦得快

（1）科学反驳：

- 蔬果缺乏必需脂肪酸和完全蛋白，长期会导致脱发、免疫力下降［《营养学杂志》（2021）］。
- 水果含果糖，过量（>200g/日）可能增加内脏脂肪（哈佛大学公共卫生学院，2019）。

（2）正确策略：

- 每日蔬菜300～500g（深色占50%），水果200～350g。
- 搭配优质蛋白（鸡蛋、豆腐）和健康脂肪（坚果、鱼油）。

第四节　局部减脂

误区：减肥可以达到局部减脂

（1）科学反驳：

- 脂肪代谢是全身性的，无法定向消除［《英国运动医学杂志》（2020）］。
- 腰腹脂肪顽固性与胰岛素抵抗相关，需综合调控饮食和运动。

（2）正确策略：

- 有氧运动（如慢跑、游泳）燃烧全身脂肪。
- 力量训练增加肌肉量，提升静息代谢率（每公斤肌肉多耗13kcal/日）。
- 不同运动方式的脂肪消耗对比（以60kg成人30分钟为例）：

运动类型	热量消耗（kcal）	主要减脂区域
慢跑（8km/h）	300	全身
卷腹	90	无定向效果
游泳	250	全身

第五节　依赖减肥药/保健品

误区：减肥依赖减肥药/保健品

（1）科学反驳：

- 美国FDA指出，70%减肥药含非法添加物（如西布曲明），可能导致心悸、肝损伤。
- 益生菌、酵素等保健品缺乏长期减重证据［《自然·医学》（2022）］。

（2）正确策略：

- 通过饮食调整（如高纤维、低脂）和运动自然减重。
- 如需药物干预，需在医生指导下使用奥利司他（唯一FDA批准的非处方药）。

结语

减肥需遵循科学原则，避免极端方法。中国营养学会建议，可持续的减重方案应包含均衡饮食（碳水40%～50%、蛋白质20%～30%、脂肪20%～30%）和每周150分钟中高强度运动。定期监测体脂率（女性20%～25%、男性15%～20%）比单纯关注体重更有意义。

营养师教你科学饮食

慢性病的膳食管理

目 录

第一章　慢性病与饮食的关系

第一节　慢性病的定义与分类

WHO 将慢性病定义为：病程长、发展缓慢、通常无法完全治愈的非传染性疾病，需要长期管理。其主要特征包括以下几点。

- **长期性：**病程持续 1 年以上。
- **复杂性：**多器官受累，常伴随并发症。
- **可预防性：**60%以上与生活方式相关。

主要类型及全球负担（WHO 2023 数据）：

疾病类型	全球患病人数	年死亡人数	主要危险因素
心血管疾病	5.2 亿	1790 万	高血压、高脂饮食
糖尿病	5.97 亿	200 万	精制碳水、肥胖
慢性呼吸系统病	3.8 亿	410 万	吸烟、空气污染
癌症	2000 万新发/年	1000 万	加工食品、酒精

第二节　慢性病现状

一、全球慢性病流行趋势

慢性病，即长期存在、发展缓慢的疾病，已成为全球范围内的重大公共卫生问题。它们不仅影响患者的生活质量，还给医疗系统和社会经济带来沉重负担。从营养学的角度来看，慢性病的发病与膳食模式、营养素摄入失衡等因素密切相关。

据 WHO 报告，慢性病是导致全球死亡的主要原因，约占所有死亡的 70%。其中，心血管疾病、癌症、糖尿病和慢性呼吸系统疾病是最主要的四大慢性病。这些疾病与不良的生活方式，特别是饮食习惯密切相关。

二、中国慢性病现状分析

1. 心血管疾病

据《中国居民营养与慢性病状况报告（2020 年）》显示，中国高血压患者达 4.2 亿人，血脂异常人口有 2 亿人。心血管疾病已成为中国居民的主要死因之一。

2. 糖尿病

中国糖尿病人口约为 1.21 亿，居全球首位。随着生活水平的提高和膳食结构的改变，糖尿病患病率持续上升。

3. 肥胖症

中国成年人超重率为 34.3%，肥胖率为 16.4%，合计超过 50% 的成年人存在体重超标问题。中国主要慢性病患病率及增长趋势可见下表。

慢性病类型	患病率（%）	增长趋势
高血压	27.5	持续上升
糖尿病	11.9	持续上升
血脂异常	8.2	显著上升
超重	34.3	持续上升
肥胖	16.4	持续上升

第三节 慢性病与营养失衡的关系

慢性病，通常指病程较长，发病时间在 3 个月以上或者病程在 1 年以上的疾病，具有病程持续时间长、治疗费用高和致残致死率高等特点。这类疾病一般包括高血压、糖尿病、冠心病、慢性阻塞性肺疾病、恶性肿瘤等。营养失衡，则是指由于食物摄入不足、过多或营养比例失调等原因，导致机体营养过剩或营养缺乏，从而引发的一系列健康问题。

营养与慢性病之间的关系一直是营养学和医学研究的热点。营养失衡，特别是长期存在的营养问题，是慢性病发病的重要影响因素。以下从营养学的角度，详细探讨慢性病与营养失衡的关系。

一、营养过剩与慢性病

营养过剩，尤其是高热量、高脂肪、高糖分食物的过度摄入，是多种慢性病的主要诱因。

1. 肥胖与慢性病

肥胖是营养过剩的直接后果，也是多种慢性病的重要风险因素。据《中国居民营养与慢性病状况报告（2020 年）》显示，我国成人超重和肥胖率超过 40%，儿童青少年超重和肥胖率为 16%。肥胖不仅增加心血管疾病、糖尿病等慢性病的风险，还与多种癌症的发病密切相关。

2. 高能量摄入与代谢性疾病

长期高能量摄入，特别是来自加工食品和高糖饮料的能量，会促进体内胆固醇合成增多，导致脂肪堆积，进而引发高血脂、高血压等代谢性疾病。这些疾病是心血管疾病和糖尿病的重要基础。

二、营养不足与慢性病

营养不足，尤其是关键营养素如蛋白质、维生素和矿物质的缺乏，同样会对慢性病的发展产生重要影响。

1. 微量元素缺乏与慢性病

微量元素如铁、锌、硒等，在人体内发挥着重要的生理功能。缺乏这些微量元素会导致免疫力下降、抗氧化能力减弱，从而增加慢性病的风险。例如，铁缺乏会导致贫血，锌缺乏则会影响免疫功能，硒缺乏则与多种癌症的发病有关。

2. 维生素不足与健康问题

维生素是人体必需的营养素之一，对维持正常生理功能至关重要。缺乏维生素 C 易引发坏血病，维生素 D 不足则会导致骨质疏松。此外，缺乏维生素 B 族可能导致神经衰弱、失眠等问题，叶酸缺乏则可能增加抑郁症的风险。

三、营养失衡导致慢性病的机制

营养失衡导致慢性病的机制复杂多样，主要包括炎症反应、氧化应激和代谢途径紊乱等。

1. 炎症反应

营养过剩和营养不足都可能引发炎症反应。肥胖患者体内脂肪组织增多，会导致炎症因子水平升高，进而引发心血管疾病、糖尿病等慢性病。而营养不足则可能导致免疫系统功能下降，增加感染风险，从而引发慢性炎症。

2. 氧化应激

氧化应激是指体内氧化与抗氧化作用失衡，导致活性氧自由基增多，从而引发细胞损伤和功能障碍。营养失衡，特别是维生素和抗氧化剂摄入不足，会加剧氧化应激，增加慢性病的风险。

3. 代谢途径紊乱

营养失衡会影响人体的代谢途径，导致血糖、血脂等代谢指标异常。长期的高血糖、高血脂会损伤血管壁，引发心血管疾病；而脂肪代谢紊乱则可能导致脂肪肝、肥胖等问题。

常见慢性病与营养失衡的关联可见下表。

慢性病类型	营养失衡表现	相关营养素
心血管疾病	高脂肪、高热量摄入	饱和脂肪、胆固醇
糖尿病	高糖摄入、维生素 D 不足	糖分、维生素 D
骨质疏松	钙、维生素 D 摄入不足	钙、维生素 D
贫血	铁、叶酸、维生素 B12 缺乏	铁、叶酸、维生素 B12
肥胖	高热量、高脂肪、高糖摄入	能量、脂肪、糖分

第四节　营养干预在慢性病管理中的作用

营养干预是预防和治疗慢性病的重要手段之一。通过合理的膳食调整、营养素补充和个性化营养计划，可以有效改善营养失衡状态，降低慢性病的风险。

1. 膳食调整策略

建议每日摄入多样化的食物，包括谷物、蔬菜、水果、肉类、蛋类、奶类及豆制品等，以确保获得全面的营养素。同时，注意控制食物摄入量，避免暴饮暴食和高热量食物的过度摄入。

2. 营养素补充建议

对于存在营养素缺乏的人群，应根据具体情况进行营养素补充。例如，缺铁性贫血患者应补充铁剂；叶酸缺乏者则应增加叶酸摄入。同时，适量补充维生素和矿物质，如维生素 C、维生素 D、钙等，有助于增强免疫力、预防慢性病。

3. 个性化营养计划

每个人的身体状况和营养需求都不同，因此，制定个性化的营养计划至关重要。应通过专业的营养咨询和评估，了解个人的营养状况和需求，制定适合自己的膳食计划和营养素补充方案。

第五节　营养干预的实证研究与案例分析

营养干预在慢性病预防和治疗中发挥着至关重要的作用。本部分将从营养学的角度，结合公开权威的资料及数据，通过实证研究与案例分析，详细阐述营养干预在慢性病管理中的科学原理、具体应用及其实操性。

一、营养干预的科学原理

人体是一个复杂的系统，各种营养素在其中发挥着不同的生理功能。营养干预通过调整饮食结构，改善营养素摄入，进而影响人体的生理机能和代谢过程，从而达到预防和治疗慢性病的目的。

1. 营养素与生理机能

- **维生素 C：**作为一种抗氧化剂，可以保护细胞免受自由基的损害。
- **钙：**骨骼健康的关键元素，对于维持正常的骨密度至关重要。
- **膳食纤维：**有助于调节肠道菌群，促进消化系统的正常运转。

不合理的饮食结构，如高糖、高脂肪、低纤维的饮食，会导致体内炎症因子水平升高，进而引发或加重慢性病。而富含抗氧化物质（如多酚类化合物）、优质蛋白质和健康脂肪（如 ω-3 脂肪酸）的饮食则有助于减轻炎症反应。

2. 营养干预与代谢调节

营养干预可以通过调节激素分泌、影响基因表达等方式来调节身体的代谢过程，从而达到控制慢性病的目的。

二、营养干预在慢性病管理中的应用

1. 心血管疾病

- **控制脂肪摄入：**减少饱和脂肪酸和反式脂肪酸的摄入，增加不饱和脂肪酸的比例。例如，全谷物、蔬菜和水果是膳食纤维的良好来源，有助于降低血液中的低密度脂蛋白胆固醇（“坏”胆固醇）水平。

- **控制盐摄入：**过多的盐摄入会导致血压升高，增加心血管疾病的风险。世界卫生组织建议成年人每天的盐摄入量不超过 5g。

案例：曾先生，因血压难以控制且体重超标，在医院就诊后，专家团队为他制定了全程营养管

理方案，三个月后成功减重9公斤，腰围缩短4厘米，血压水平也顺利达标，高脂血症和脂肪肝也得以逆转。

干预前	干预后
体重超标，血压高	减重9公斤，腰围缩短4厘米，血压达标

2. 糖尿病

- **控制碳水化合物摄入：** 选择低升糖指数（GI）的食物，如全谷物、豆类、绿叶蔬菜等，有助于维持血糖的稳定。
- **补充铬元素：** 铬是一种微量元素，参与胰岛素的信号传导过程，有助于提高胰岛素的敏感性。

案例： 李女士，50岁，2型糖尿病患者。在营养师的建议下，她改变了饮食模式，血糖控制得越来越好，空腹血糖和餐后血糖都在正常范围内波动。

干预前	干预后
血糖忽高忽低	空腹血糖和餐后血糖正常

3. 高血压

- **富含钾的食物：** 钾离子有助于平衡体内的钠离子，从而起到降低血压的作用。
- **补充镁元素：** 镁元素可以舒张血管平滑肌，降低外周血管阻力。

案例： 王大爷，60岁，有多年的高血压病史。他按照医生的建议进行了饮食调整，几个月后血压明显下降，头晕、头痛的症状也减轻了很多。

干预前	干预后
血压高，头晕、头痛	血压下降，症状减轻

三、营养干预的实操性建议

1. 个性化原则

每个人的身体状况、生活习惯、文化背景等都不同，因此在进行营养干预时要遵循个性化原则。不能简单地套用一种模式，而应该根据患者的具体情况进行评估，制定个性化的营养方案。

2. 综合管理

营养干预只是慢性病管理的一部分，还需要与其他治疗方法相结合，如药物治疗、运动疗法等。

3. 持续监测与调整

慢性病是一个长期的过程，患者的病情可能会发生变化，因此需要持续监测各项指标（如血糖、血压、血脂等），并根据监测结果及时调整营养干预方案。

结语

营养干预在慢性病预防和治疗中发挥着重要作用。通过对不同类型慢性病患者进行针对性的营养干预，可以有效地改善患者的健康状况，提高生活质量，降低医疗成本。然而，在实施营养干预的过程中，必须遵循科学的方法，注重个性化、综合性管理和持续监测调整。未来，随着人们对营养与健康关系认识的不断深入，营养干预将在慢性病管理领域发挥更加重要的作用。

第二章 从营养学角度阐述慢性病调理

在探讨如何通过饮食调理慢性病之前，掌握基础营养学知识是至关重要的。本章节将从宏量营养素（碳水化合物、蛋白质、脂肪）、微量营养素（维生素、矿物质）以及膳食纤维与水的重要性三个方面，详细阐述如何构建有利于慢性病管理的健康饮食。

第一节 宏量营养素：精准调控的三大基石

科学依据：WHO 在慢性病预防的营养建议中指出，调整宏量营养素比例可降低 30%～50%慢性病风险。

一、碳水化合物：控糖与质量选择

1. 如何选择碳水化合物

碳水化合物是人体的主要能量来源，被消化后主要产生葡萄糖被人体吸收。然而，不同类型碳水化合物的健康效应存在显著差异。

- **简单碳水化合物：**精制谷物与添加糖，如白砂糖、糖果、甜饮料等所含的简单碳水化合物，进入人体后会迅速被分解为葡萄糖，引发血糖急剧飙升。长期过量摄入，将增加糖尿病的发病风险。因此，应限制这类食物的摄入。
- **复杂碳水化合物：**全谷物、豆类、蔬菜和水果中的碳水化合物多为复杂碳水化合物，它们的 GI 较低，肠道停留时间长，利于糖的缓慢释放，可以避免血糖的剧烈波动。建议增加这类食物的摄入，以维持血糖稳定。

2. 控糖与质量选择

碳水化合物是身体的主要能量来源，对维持大脑功能和肌肉活动至关重要。对于慢性病患者，选择低 GI 的碳水化合物尤为重要，如全谷物、豆类、薯类和部分水果，它们能稳定血糖水平，减少胰岛素抵抗。根据《中国居民膳食指南（2022）》，建议每日碳水化合物供能比应占总能量的 50%～65%。

（1）关键策略。

低 GI 食物选择（GI≤55）：糙米（GI 50）替代白米饭（GI 90），餐后血糖波动减少 40%［《糖尿病护理》（2023）］。

（2）控量标准。

糖尿病患者碳水供能占比 45%～55%（ADA 2023），普通人群为 50%～65%［中国居民膳食指南（2022）］。

常见主食 GI 值对比可见下表。

食物	GI 值	膳食纤维（g/100g）	适用人群
燕麦	55	10.6	糖尿病、肥胖
全麦面包	69	6.8	心血管疾病
白馒头	88	1.5	不推荐慢性病患者

（3）实操方案：

- **糖尿病**：每餐碳水控制在 30~45g（约 1/4 餐盘），搭配 15g 坚果延缓糖吸收。
- **高血压**：选择高钾主食（如红薯含钾 337mg/100g），替代精白米面。

二、蛋白质：质与量的双重把控

1. 如何选择蛋白质？

蛋白质是构成身体组织的基本物质，对维持肌肉量、修复组织、保障机体正常生理功能至关重要。

（1）优质蛋白质：肉类、鱼类、蛋类、奶类、豆类等食物富含优质蛋白质，其吸收利用率高，能为肌肉修复与合成及时输送“优质建材”。对于慢性病患者，尤其是老年人，应适量增加优质蛋白质的摄入，以对抗肌肉减少症。

（2）限制蛋白质摄入：对于慢性肾病的患者，蛋白质摄入需更为审慎，既要满足机体基本需求，又要避免加重肾脏负担。此时，优质低蛋白饮食（如适量摄入乳清蛋白、大豆蛋白）成为理想之选。

2. 质与量的把控

蛋白质是构成人体细胞和组织的基本物质，对修复损伤、增强免疫力具有重要作用。慢性病患者应适量增加优质蛋白的摄入，如鱼、禽、蛋、奶及大豆制品，同时控制总蛋白质摄入量，避免加重肾脏负担。根据《中国居民膳食营养素参考摄入量》，成年人每日蛋白质摄入量应为体重每千克 1.0~1.2g。

（1）摄入标准：

- **慢性肾病**：0.6~0.8g/kg/日（KDIGO 指南）。
- **肿瘤患者**：1.2~1.5g/kg/日（NCCN 指南）。

（2）关键数据：

- **亮氨酸阈值**：每餐需≥2.5g（如 100g 鸡胸肉含 2.9g）以刺激肌肉合成［《细胞代谢》（2021）］。
- **肾病管理**：植物蛋白占比≥50%，可降低尿蛋白 30%［《美国肾脏病杂志》（2022）］。

三、脂肪：结构与比例的精准调控

1. 如何选择脂肪摄入？

脂肪作为高能量密度的营养素，是人体能量储备的重要来源。然而，不同类型脂肪对健康的影响截然不同。

（1）饱和脂肪与反式脂肪：大量存在于动物油脂（如猪油、牛油）、部分烘焙食品、油炸食品及人造黄油之中。它们会升高血液中低密度脂蛋白胆固醇（LDL-C）水平，促使动脉粥样硬化斑块形成，增加心血管疾病的风险。因此，应尽量减少这类脂肪的摄入。

（2）不饱和脂肪：单不饱和脂肪多见于橄榄油、山茶油、坚果等食物，它能调节血脂，降低LDL-C的同时，维持甚至提升高密度脂蛋白胆固醇（HDL-C）水平。多不饱和脂肪中的ω-3脂肪酸，如深海鱼富含的EPA和DHA，具有强大的抗炎功效，能有效抑制慢性炎症反应。建议增加这类脂肪的摄入。

2. 结构与比例的把控

脂肪不仅是能量来源，还参与细胞构建和激素合成。慢性病患者应选择富含不饱和脂肪酸的食物，如橄榄油、坚果、鱼类，减少饱和脂肪和反式脂肪的摄入，以降低心血管疾病风险。根据《中国居民膳食脂肪推荐摄入量》，每日总脂肪供能比应占总能量的20%~30%，其中饱和脂肪不超过总能量的10%。

（1）黄金比例：

- 饱和脂肪<7%、多不饱和脂肪10%、单不饱和脂肪13%。
- ω-6脂肪酸/ω-3脂肪酸比例为4∶1（典型西方饮食比例为15∶1）。

（2）**脂肪优化替换方案：**

须减少的食物	替代选择	效果（12周干预）
猪油（饱和脂肪40%）	橄榄油（单不饱和73%）	LDL降0.5mmol/L
人造奶油（反式脂肪）	牛油果（油酸67%）	次症因子IL-6降低18%

（3）实操技巧：

- **低温烹调用油：**橄榄油（烟点190℃）、山茶油（烟点250℃）。
- **脂肪酸互补：**亚麻籽油（ω-3脂肪酸）和芝麻油（木酚素）按1∶1调和。

四、实操性建议

为了将上述营养学原理转化为实际操作，以下是一些具体的饮食建议：

1. 主食选择

限制主食摄入量，控制总热量。应多吃粗粮，如玉米、小米、燕麦等，每周至少1~2次。同时，选择升糖指数较低的谷类食物，如全麦面包、糙米饭等。

2. 蔬菜水果

保证每天摄入足够的蔬菜水果，蔬菜水果摄入量需≥500g/天。深色蔬菜（如深绿色、橘红色、紫红色蔬菜）占1/2，每天摄入200~350g新鲜水果。这些食物富含维生素、矿物质和膳食纤维，有助于维持身体健康。

3. 肉类选择

适量摄入肉类，红肉每天摄入量应少于75g。优先选择禽类和鱼肉（白肉），它们相对于红肉来说脂肪含量较低，且多为不饱和脂肪酸。

4. 豆制品与奶制品

经常食用豆制品，如豆腐、豆浆等，每天摄入大豆25g左右。同时，推荐摄入各种奶制品，尤其是脱脂、低糖奶制品，以满足身体对钙和蛋白质的需求。

5. 食用油选择

食用油用量建议每人每天不超过 30g，推荐选用橄榄油、菜籽油、葵花籽油、玉米油等富含不饱和脂肪酸的油脂。

结语

营养治疗是慢性病管理的重要一环。通过合理摄入宏量营养素（碳水化合物、蛋白质、脂肪），并遵循个体化、均衡、适量的原则，可以有效控制慢性病的发展，减轻症状，提高生活质量。同时，营养治疗应与药物治疗、运动等相结合，共同促进患者的康复。在实际操作中，患者应根据自身情况制定个性化的饮食方案，并长期坚持才能取得良好的效果。

第二节 微量营养素：代谢调控的“生物催化剂”

一、微量元素的重要性

慢性病，如心血管疾病、糖尿病、高血压等，已成为威胁人类健康的主要问题。营养学在慢性病管理中扮演着至关重要的角色，尤其是微量营养素（维生素和矿物质）的摄入，对于慢性病的预防和治疗具有不可忽视的作用。

- **科学依据：** WHO 数据显示，全球 17%的慢性病死亡与微量元素缺乏直接相关。

微量营养素虽然需求量小，但作用巨大，是维持人体正常生理功能不可或缺的元素。它们参与体内多种生化反应，对维持免疫系统、抗氧化系统、神经系统等的正常功能至关重要。

- **矿物质：** 如钙、镁、钾、钠、磷、氯、硫、铁、碘、锌、硒等，是构成骨骼、牙齿、血液、肌肉等组织的重要成分，同时也参与神经传导、肌肉收缩、激素分泌等生理过程。
- **维生素：** 包括脂溶性维生素（如维生素 A、D、E、K）和水溶性维生素（如维生素 B 族、维生素 C 等），它们在体内主要作为辅酶或辅基，参与能量代谢、物质转运、氧化还原等反应。

二、维生素：剂量与形态选择

维生素参与人体多种代谢过程，对维持正常生理功能至关重要。慢性病患者应根据自身情况，适量增加某些维生素的摄入，如维生素 C（增强免疫力）、维生素 D（促进钙吸收）、维生素 E（抗氧化）等。根据《中国居民膳食营养素参考摄入量》，不同年龄段和性别的人群对维生素的需求量有所不同。关键维生素与慢性病的防治可见下表。

维生素	目标疾病	有效剂量	最佳食物来源（每 100g 含量）
D3	糖尿病	2000IU/日	三文鱼（526IU）
C	高血压	500mg/日	彩椒（128mg）
B9	认知衰退	400μg/日（叶酸）	菠菜（194μg）

临床证据：

- **维生素 D：**血清 25（OH）D>75nmol/L，胰岛素抵抗改善 37%［《内分泌学》(2022)］。
- **维生素 K2：**每日 45μg 可减少动脉钙化风险 26%（《鹿特丹研究》）。

三、矿物质：钠钾镁的精准平衡

矿物质是构成人体组织和维持正常生理功能所必需的无机物质。慢性病患者应关注钙、铁、锌、钾等矿物质的摄入，以维持骨骼健康、预防贫血、增强免疫力和维持血压稳定。根据《中国居民膳食营养素参考摄入量》，不同矿物质的需求量因年龄、性别和生理状态而异。

（1）高血压三联调控：

- **钠：**<2000mg/日（相当于 5g 盐）。
- **钾：**≥4700mg/日（WHO 标准）。
- **镁：**400mg/日［《中国居民膳食营养素参考摄入量》(2023)］。

（2）实操方案：

- **限钠技巧：**使用限盐勺（每勺 2g），搭配柠檬汁/香草增味。
- **补钾策略：**每日 300g 高钾蔬菜（如菠菜、芥蓝）+200g 高钾水果（如橙子、哈密瓜）。

四、微量营养素的摄入建议

为了满足慢性病患者的微量营养素需求，以下是一些具体的摄入建议。

1. 增加蔬菜和水果的摄入

蔬菜和水果是微量营养素的重要来源。它们富含维生素、矿物质和膳食纤维等营养素，有助于维持身体健康。建议每天摄入至少 5 份（约 400g）蔬菜和水果，其中深色蔬菜应占一半以上。

2. 选择全谷物和粗粮

全谷物和粗粮富含 B 族维生素、矿物质和膳食纤维等营养素，有助于改善消化系统功能，降低慢性病的风险。建议每天摄入至少三分之一的全谷物和粗粮。

3. 适量摄入坚果和种子

坚果和种子是优质脂肪和微量营养素的良好来源。它们富含维生素 E、锌、硒等营养素，有助于维持身体健康。建议每周摄入适量的坚果和种子，如核桃、杏仁、花生、南瓜子等。

4. 注意补充钙和维生素 D

钙和维生素 D 是维持骨骼健康的重要营养素。建议每天摄入足够的钙和维生素 D，以满足身体需求。富含钙的食物包括牛奶、酸奶、豆腐等；富含维生素 D 的食物包括鱼类、蛋黄等。此外，适量晒太阳也有助于补充维生素 D。

5. 合理使用营养补充剂

虽然营养补充剂可以提供额外的营养素，但并非所有人都需要使用。对于存在营养素缺乏风险的人群，如老年人、孕妇、哺乳期妇女等，可以在医生或营养师的指导下合理使用营养补充剂。然而，需要注意的是，过量摄入某些营养素也可能对健康产生不利影响。因此，在使用营养补充剂时应遵循适量原则。

五、实操性建议与案例分享

为了将上述理论转化为实际操作，以下是一些具体的饮食建议和案例分享。

- **早餐：**燕麦粥搭配新鲜水果（如苹果、香蕉）和坚果（如核桃、杏仁）。燕麦富含膳食纤维和 B 族维生素，有助于降低胆固醇和血糖；水果和坚果富含维生素和矿物质，有助于提供能量和维持身体健康。

- **午餐：**瘦肉（如鸡胸肉、鱼肉）搭配绿叶蔬菜（如菠菜、西兰花）和全谷物（如糙米饭、全麦面包）。瘦肉富含优质蛋白质和铁等营养素；绿叶蔬菜富含维生素 C、叶酸等营养素；全谷物富含 B 族维生素和膳食纤维等营养素。这样的搭配有助于提供全面的营养素支持。

- **晚餐：**豆腐搭配深色蔬菜（如紫甘蓝、胡萝卜）和粗粮（如红薯、玉米）。豆腐富含优质蛋白质和钙等营养素；深色蔬菜富含维生素 A、C 等营养素；粗粮富含膳食纤维和 B 族维生素等营养素。这样的搭配有助于改善消化系统功能并降低慢性病的风险。

结语

微量营养素在慢性病管理中具有不可替代的作用。通过合理摄入微量营养素，可以降低慢性病的风险并改善疾病状况。然而，需要注意的是，每个人的营养需求是不同的，因此应根据个体情况制定个性化的饮食计划。此外，营养治疗应与药物治疗、运动等相结合，共同促进患者的康复。

第三节　膳食纤维与水：被低估的代谢调节剂

一、膳食纤维在慢性病调理中的作用

膳食纤维，特别是益生元水溶性膳食纤维，作为一类不被人体直接消化吸收但能被肠道内有益菌发酵利用的碳水化合物，对慢性病调理具有显著作用。

1. 调节肠道微生态

益生元水溶性膳食纤维能够为肠道内的有益菌提供营养，促进有益菌群的生长繁殖，抑制有害菌的过度繁殖，从而恢复肠道微生态平衡。这一变化有助于减轻全身性炎症反应，降低心血管疾病风险，并改善代谢状态，预防肥胖和糖尿病。

- **研究证据：**研究表明，肠道微生态失衡与多种慢性病的发生和发展密切相关。例如，有害菌的过度繁殖可能引发炎症反应，导致血管内皮损伤，增加心血管疾病风险。而益生元水溶性膳食纤维通过调节肠道微生态，可以降低这些风险。

2. 增强肠道屏障功能

益生元水溶性膳食纤维能够增强肠道屏障功能，减少肠道通透性，防止病原体、毒素和代谢产物的异常吸收，进一步保护身体健康，预防慢性病的发生。

3. 影响代谢产物的生成和吸收

研究表明，某些代谢产物如短链脂肪酸具有降低血糖、调节血脂、增加能量消耗等作用。益生元水溶性膳食纤维通过调节肠道微生态，影响这些代谢产物的生成和吸收，有助于维持代谢健康，预防慢性病。

为了充分发挥膳食纤维在慢性病调理中的作用，建议从饮食中增加富含此类纤维的食物，如全谷物、果蔬、豆类及其制品等。这些食物不仅富含膳食纤维，还提供了丰富的维生素、矿物质和抗氧化物质，有助于维持整体健康。

二、水分摄入在慢性病调理中的重要性

水分是生命之源，对慢性病调理同样至关重要。充足的水分摄入有助于维持身体正常的新陈代谢，促进体内废物的排出，降低患病风险。

- **维持血液循环：**水分摄入充足可以保持血液的稀释度，降低血液黏稠度，有助于维持正常的血液循环，减少心血管疾病的发生。
- **促进肾脏健康：**肾脏是调节体内水分平衡的重要器官。充足的水分摄入有助于肾脏正常排泄废物和多余的水分，减少肾脏负担，预防肾脏疾病。
- **调节体温：**水分在体温调节中起着重要作用。通过汗液的蒸发和尿液的排出，身体可以调节体温，保持在一个相对稳定的范围内。

一般来说，成人每天的水分摄入量建议为2~3L。然而，具体的水分摄入量还需根据个人情况而定，如体重、活动量、环境温度等。在慢性病调理中，患者应根据自身情况适当调整水分摄入量，以保持身体的水分平衡。

三、膳食纤维的重要性

膳食纤维有助于改善肠道功能，促进排便，降低血糖和血脂。慢性病患者应增加膳食纤维的摄入，如多吃粗粮、蔬菜、水果和豆类。根据《中国居民膳食营养素参考摄入量》，成年人每日膳食纤维摄入量应达到25~30g。

- **科学依据：**每日摄入≥30g膳食纤维，全因死亡率降低24%［《柳叶刀》(2019)］。

1. 膳食纤维：种类与功能的细分管理

- **不同纤维类型的应用场景：**

纤维类型	溶解性	主要功能	优质来源
β-葡聚糖	可溶	降低LDL-C	燕麦、大麦
抗性淀粉	抗性	改善胰岛素敏感性	放凉土豆、青香蕉
木质素	不可溶	预防结直肠癌	亚麻籽、全谷物麸皮

2. 渐进式增纤方案（防肠胃不适）：

- **第1周：**每日增加5g（如1个苹果+50g燕麦）。
- **第4周：**达到25~30g目标量。

四、水：被忽视的营养素

水是生命之源，对维持体温、物质运输、代谢产物的排泄至关重要。慢性病患者应保证充足的水分摄入，每日饮水量因个人情况而异，但一般建议成人每日饮水量为1500~1700ml。

（1）科学饮水标准：

- **慢性肾病患者：**每日30ml/kg（无水肿情况下）。
- **普通人群：**每日1.5~2L，分8~10次饮用。

（2）不同时间段的饮水策略：

晨起300ml温水→10:00 500ml→餐前200ml→15:00 500ml→睡前200ml。

（3）水质选择：

- **高血压：**优选含镁量>50mg/L的天然矿泉水。
- **糖尿病：**pH值7.0~8.5的弱碱性水有助于缓解口渴。

五、案例分析与实践指导

以糖尿病患者为例，其饮食调理应注重以下几点：

- **控制碳水化合物的摄入：**减少米饭、面条等主食的摄入量，以降低餐后血糖水平。同时，增加粗粮、植物纤维等富含膳食纤维的食物的摄入。
- **保持水分平衡：**糖尿病患者应多喝水，有助于稀释血糖、促进体内废物的排出。但需注意避免过量饮水导致水中毒。
- **定期监测血糖：**通过定期监测血糖水平，了解自身病情变化，及时调整饮食计划。

以下是一个简单的慢性病调理饮食计划示例表：

食物类别	推荐食物	摄入量	备注
主食	全谷物、粗粮	适量	控制总能量摄入
蔬菜	新鲜蔬菜、绿叶蔬菜	≥500g/天	提供膳食纤维、维生素和矿物质
水果	低糖水果	适量	控制糖分摄入
蛋白质	瘦肉、鱼类、豆制品	适量	提供优质蛋白质
脂肪	低脂乳制品、植物油	适量	控制脂肪摄入
水分	清水、淡茶	2~3L/天	保持水分平衡

结语

从营养学角度对慢性病进行调理，应注重膳食纤维和水分的摄入。通过增加富含膳食纤维的食物、保持充足的水分摄入以及遵循科学的饮食建议，可以有效地控制血糖、血压、血脂等关键健康指标，降低慢性疾病的风险，提升身体对疾病的抵抗力。同时，患者还需根据自身情况制定个性化的饮食计划，并定期进行监测和调整。

第四节 实操工具箱：慢性病饮食速查表

常见慢性病营养处方速查：

疾病类型	早餐方案（示例）	午餐方案（示例）	关键营养素比例
糖尿病	燕麦 50g+鸡蛋 1 个+西兰花 100g	糙米 80g+清蒸鱼 150g+凉拌菠菜	碳水 45%，蛋白 25%，脂肪 30%
高血压	全麦面包 2 片+脱脂奶 200ml+香蕉	荞麦面 100g+鸡胸肉 120g+芹菜	钠<2000mg，钾≥3500mg
高尿酸	小米粥+低脂奶酪+黄瓜	芋头饭+冬瓜排骨汤（去嘌呤）	嘌呤<300mg/日

结语

通过合理搭配宏量营养素、确保微量营养素的充足摄入以及重视膳食纤维与水的补充，我们可以为慢性病患者构建一份既科学又实用的饮食计划。这不仅有助于疾病的控制与管理，还能提升生活质量，享受健康美好的人生。在实际操作中，建议结合个人体质、病情和饮食习惯，制定个性化的饮食方案，并在专业医生的指导下进行调整。

第三章 慢性病患者的饮食原则

第一节 总体饮食策略

合理膳食可降低40%~60%的慢性病进展风险，须遵循以下核心原则。

- **科学依据：**WHO 慢性病预防的营养建议。

1. 能量平衡与体重管理

（1）目标：BMI 控制在 18.5~23.9（亚洲标准），男性腰围<90cm，女性腰围<85cm。

（2）实操方案：

- **能量缺口：**超重者每日减少 500kcal（相当于 1 碗米饭+1 块炸鸡），每周减重 0.5~1kg［《新英格兰医学杂志》（2021）］。
- **分餐制：**每日 5~6 餐（3 主餐+2 加餐），避免单餐过量（如糖尿病患者的餐后血糖波动可减少 30%）。

2. 营养素密度优先

- **标准：**每 100kcal 食物需提供≥1.5g 膳食纤维+≥3g 优质蛋白。
- **高密度食物：**

食物	营养素密度评分	优势成分
三文鱼	9.2/10	ω-3 脂肪酸、维生素 D
西兰花	8.7/10	萝卜硫素、维生素 C
燕麦	8.5/10	β-葡聚糖、镁

3. 饮食模式选择

四大循证饮食模式对比：

模式	适用疾病	核心特征	干预效果（临床试验）
DASH 饮食	高血压	低钠（<2300mg/天）、高钾（4700mg）	收缩压↓8~14mmHg（NIH 数据）
地中海饮食	心血管病	橄榄油、深海鱼、坚果	冠心病风险↓30%（PREDIMED 研究）
低 GI 饮食	糖尿病	GI≈55 的全谷物、豆类	HbA1c↓1.2%［《柳叶刀》（2022）］
低嘌呤饮食	高尿酸血症	嘌呤<300mg/天，禁内脏、浓汤	血尿酸↓60~120μmol/L（ACR 指南）

第二节 针对特定慢性病的饮食调整

一、高血压：限钠补钾黄金法则

1. 限钠策略

- 使用限盐勺（每勺 2g），每日≤3 勺（含隐性盐）。
- **替代方案：**1g 盐 = 5ml 酱油 = 10g 味精（中国营养学会换算表）。

2. 补钾方案

- 每日高钾蔬菜 300g（如菠菜、芥蓝）+水果 200g（如香蕉、橙子）。
- 低钠盐（含氯化钾 30%）可使收缩压额外下降 3.5mmHg［《自然》（2023）］。

二、糖尿病：碳水质量与时间管理

1. 碳水选择

- 每餐碳水 30~45g（约 1 拳大小），优先选择抗性淀粉（如放凉土豆）。
- **低 GI 主食：**燕麦（GI 55）、黑米（GI 42）。

2. 进餐顺序

蔬菜→蛋白质→碳水，可使餐后血糖峰值降低 1.7mmol/L［《糖尿病护理》（2023）］。

三、高尿酸血症：嘌呤精准控制

1. 风险分级管理

食物类别	嘌呤含量（mg/100g）	可选食物
超高危（禁食）	150~1000	动物内脏、浓肉汤
中危（限量）	50~150	畜肉每日≈100g
低危（自由）	<50	蛋类、低脂乳制品

2. 排酸技巧

- 每日饮水 2000~3000ml（pH 7.0~8.5 的弱碱性水更佳）。
- 补充维生素 C 500mg/天，促进尿酸排泄。

第三节　各类慢性病推荐食物清单与禁忌

1. 常见慢性病食物红绿灯表

疾病类型	绿灯食物（推荐）	黄灯食物（限量）	红灯食物（禁忌）
高血压	芹菜（含芹菜素）、紫菜（钾 1796mg/100g）	低钠酱油（每日≤15ml）	腌制品（榨菜含钠 3300mg/100g）
糖尿病	苦瓜（含苦瓜苷）、鹰嘴豆（GI 33）	全麦面包（每日≤2 片）	蜂蜜（GI 88）、含糖饮料
高尿酸	脱脂牛奶（嘌呤 0mg）、樱桃（降尿酸）	鸡肉（每日≤80g）	啤酒（嘌呤 280mg/瓶）、沙丁鱼
冠心病	深海鱼（ω-3 脂肪酸）、亚麻籽（α-亚麻酸）	瘦牛肉（每周≤3 次）	人造黄油（反式脂肪≥1%）

2. 慢性病共病综合饮食方案（以高血压+糖尿病为例）

餐次	具体食谱	关键营养指标
早餐	燕麦粥 50g+水煮蛋 1 个+凉拌黄瓜 100g	碳水 30g、钠<200mg、钾 500mg
午餐	糙米饭 80g+清炒鲈鱼 150g+蒜蓉西兰花 200g	GI 55、ω-3 脂肪酸 1.5g、膳食纤维 8g
加餐	无糖酸奶 150g+蓝莓 50g	益生菌 10^8 CFU、抗氧化剂

第四节　实操工具箱

1. 量化工具

- **限盐勺：**每勺 2g，每日≤3 勺（含隐形盐）。
- **食物秤：**精准控制主食（误差±5g）。

2. 烹饪技巧

- **降 GI 法：**米饭冷藏后加热，抗性淀粉增加 40%。
- **去嘌呤法：**肉类焯水 5 分钟，可去除 30%～50%的嘌呤。

3. 外食选择指南

- **火锅：**清汤锅底+海鲜/豆腐+绿叶菜（避开浓汤、内脏）。
- **快餐：**沙拉（去酱）+烤鸡胸肉+全麦面包（拒绝薯条）。

第四章 慢性病食养实操指南

第一节 一日三餐搭配技巧

科学分配三餐能量（3∶4∶3）可稳定血糖、血脂代谢。

- **科学依据：**《中国居民膳食指南（2022）》。

一、早餐：启动一天的能量站

1. 黄金组合

- 低 GI 碳水（燕麦/全麦面包）+优质蛋白（鸡蛋/无糖酸奶）+膳食纤维（绿叶菜/莓果）。

示例：50g 燕麦粥（GI 55）+1 个水煮蛋+100g 蓝莓（抗氧化剂含量 120mg）。

2. 关键数据

- **碳水摄入量：**糖尿病患者早餐碳水控制在 30~45g（ADA 2023）。
- **蛋白质阈值：**每餐≥15g（如 1 个鸡蛋含 6g 蛋白）以维持肌肉量［《临床营养学》（2022）］。

二、午餐：均衡营养的关键餐

1. 四维平衡原则

营养素	占比	具体食物示例	功能
优质蛋白	25%	清蒸鱼 150g（ω-3 脂肪酸 1.2g）	修复组织、抗炎
复合碳水	40%	糙米饭 100g（膳食纤维 2.8g）	稳定血糖
不饱和脂肪	15%	橄榄油 10ml（单不饱和脂肪 7.5g）	降低 LDL-C
膳食纤维	20%	绿叶菜 200g（钙 150mg）	促进肠道健康

2. 高血压患者实操方案

- **主食：**荞麦面 80g（钾 320mg）。
- **配菜：**凉拌芹菜 150g（芹菜素 0.8mg）+紫菜蛋花汤（镁 45mg）。

三、轻松消化的智慧选择

1. 轻食策略

- **低脂高纤：**鸡胸肉 100g（脂肪 1.2g）+西兰花 150g（膳食纤维 3.5g）。
- **控量标准：**能量占比全日 30%，睡前 3 小时完成进食。

2. 不同慢性病晚餐禁忌对照

疾病类型	推荐食物	禁忌食物	科学依据（文献）
高尿酸血症	冬瓜汤（嘌呤 12mg/100g）	菌菇汤（嘌呤 80mg/100g）	《成人高尿酸血症与痛风指南》2024
冠心病	深海鱼（EPA+DHA≥1g）	猪蹄（饱和脂肪 15g/100g）	AHA《心血管疾病预防指南》2023

第二节　特殊食材的选用与烹饪方法

一、全谷物与杂粮

1. 健康益处

每日摄入 90g 全谷物，糖尿病风险降低 21%［《柳叶刀》（2022）］。

2. 烹饪技巧

- **降 GI 法：**米饭冷藏后复热，抗性淀粉含量增加 40%。
- **搭配公式：**全谷物：杂粮＝2：1（如糙米 60g+藜麦 30g）。

二、蔬菜与水果

多样化摄入方案：

- **彩虹法则：**每日 5 种颜色（红色番茄+橙色胡萝卜+绿色菠菜+紫色甘蓝+白色蘑菇）。
- **保鲜技巧：**绿叶菜用湿厨房纸包裹冷藏，维生素 C 流失减少 60%［《食品科学》（2023）］。
- **高尿酸患者注意：**

蔬菜类型	嘌呤含量（mg/100g）	推荐指数
菠菜	50	★★☆☆☆
黄瓜	8	★★★★★

三、优质蛋白质

烹饪指南：

蛋白质来源	最佳烹饪法	营养保留率	慢性病适用性
鱼类	清蒸（10 分钟）	95%	心血管疾病（保留 ω-3 脂肪酸）
豆制品	焯水后凉拌	80%	肾病（去嘌呤 30%）
禽类	去皮烤制（180℃）	85%	糖尿病（脂肪<3g/100g）

第三节　慢性病调理食谱

1. 糖尿病早餐：燕麦粥配坚果与蓝莓

（1）食材：

- 生燕麦 50g（膳食纤维 10g）。
- 核桃 15g（α-亚麻酸 1.2g）。
- 蓝莓 80g（花青素 150mg）。
- 无糖酸奶 100ml（益生菌 10^8 CFU）。

（2）烹饪步骤：

- 燕麦冷水浸泡 20 分钟后煮 10 分钟。
- 撒入碾碎的核桃和蓝莓。
- 搭配酸奶食用（GI 值≤40）。

2. 高血压午餐：清蒸鲈鱼配绿叶沙拉

（1）营养数据：

营养素	含量	占日需量
钾	1200mg	35%
钠	400mg	20%
ω-3 脂肪酸	1.8g	90%

（2）关键技巧：

用柠檬汁替代盐（每 10ml 柠檬汁≈1g 盐的咸味感知）。

3. 高血脂晚餐：鸡胸肉炒杂蔬配糙米饭

降脂成分：

- 鸡胸肉 100g（脂肪 1.2g）。
- 木耳 50g（木耳多糖 1.5g）。
- 糙米 80g（γ-谷维素 20mg）。

第四节　餐盘分配法

1. 科学模型

哈佛大学公共卫生学院“健康餐盘”改良版。

2. 慢性病管理餐盘模型

- **1/2 非淀粉蔬菜：**西兰花/菠菜/彩椒（膳食纤维≥5g）。
- **1/4 优质蛋白：**鱼/豆腐/去皮禽肉（蛋白质 20~30g）。

- **1/4 全谷物：**糙米/藜麦/燕麦（GI 值≤55）。
- **1 小把健康脂肪：**坚果 10g/橄榄油 5ml。

第五节 食品标签解读技巧

1. 必看四大指标

指标	健康临界值	示例分析（某酸奶标签）
碳水化合物	≤12g/100g（无糖型）	标注 15g→含添加糖（需警惕）
钠	≈120mg/100g	标注 300mg→超过日限星 15%
反式脂肪	必须标注，应选 0g	标“氢化植物油”→含隐性反式脂肪
膳食纤维	≥3g/100g 为高纤	标注 1.5g→需额外补充

2. 营销话术破解

- **“低脂”：**可能高糖（如某低脂酸奶含糖 15g/100g）。
- **“天然”：**无法律定义，需核对配料表前三位。

第六节 购物防坑指南

1. 超市选购优先级

区域	推荐品类	避坑重点
生鲜区	鲜活水产（ω-3 脂肪酸含量高）	避免预腌制肉类（钠超标）
粮油区	冷榨橄榄油（酸度≤0.8%）	警惕“调和油”（含棕榈油）
冷藏柜	无糖西酸奶（益生菌≥10^6 CFU）	避开风味发酵乳（添加糖）

2. 网购食品核查清单

- **资质：**SC 编号、营养成分表。
- **日期：**保质期剩余>50%。

第七节 厨房改造计划

1. 必备工具升级

工具	功能	推荐型号参数
电子食物秤	精准到 1g	5kg～1g 精度
低温烹饪锅	控温 70～120℃	含蒸、煮、炖多功能

续表

工具	功能	推荐型号参数
真空保鲜盒	延长蔬菜保鲜 3 倍时间	搭配抽气泵（-0.8Bar）

2. 储物空间优化

（1）健康食品优先区：

- **视线平行层：**全谷物、杂豆（透明密封罐）。
- **随手可取区：**坚果小包装（每日量 15g）。

（2）“危险食品”隔离区：

- **顶层储物柜：**糖果、膨化食品（减少拿取频率）。

第五章　营养素补充与监测

第一节　何时需要额外补充营养素

慢性病患者因代谢异常、药物影响或吸收障碍，60%存在营养素缺乏风险，需重点关注以下情况。

• **科学依据：**中国营养学会相关研究报告。

1. 疾病相关缺乏症

常见慢性病与营养素缺乏关联：

疾病类型	高风险缺乏营养素	典型症状	实验室诊断标准
糖尿病	维生素 B1、镁、锌	周围神经病变、伤口愈合慢	血清镁<0.75mmol/L
高血压	钾、钙、维生素 D	肌肉痉挛、骨密度降低	25（OH）D<50nmol/L
慢性肾病	维生素 B6、铁、维生素 C	贫血、免疫力下降	血清铁蛋白<30μg/L

2. 药物-营养素交互作用

• **利尿剂（如氢氯噻嗪）：**导致钾、镁流失，需每日额外补充钾 300~500mg。

• **二甲双胍：**长期使用致维生素 B12 吸收障碍，建议每年检测血清维生素 B12，低于 200pg/ml 需补充（ADA 2023）。

3. 年龄相关吸收下降

• **老年人（≥65 岁）：**胃酸分泌减少致维生素 B12 吸收率下降 40%，需选择舌下含服型（500μg/日）。

第二节　维生素与矿物质的合理补充

一、关键维生素补充策略

1. 慢性病相关维生素补充方案

维生素	目标人群	补充剂量	最佳形式	补充时机
D3	糖尿病/肥胖	2000~4000IU/日	脂溶性软胶囊（随餐）	秋冬季节/日照不足
B12	长期用二甲双胍者	1000μg/次，2 次/周	甲基钴胺素（舌下含服）	空腹时
C	吸烟的高血压患者	500mg/日	缓释片（分 2 次）	餐后 1 小时

2. 临床证据

- **维生素 D：**血清 25（OH）D 提升至 75nmol/L，胰岛素敏感性改善 23%［《糖尿病学》（2023）］。
- **复合 B 族：**糖尿病神经病变患者每日补充 B1（100mg）+B12（500μg），疼痛评分降低 40%［《神经病学》（2022）］。

二、矿物质补充方案

1. 矿物质缺乏的精准补充

矿物质	慢性病关联	食物来源（每 100g 含量）	补充剂选择	注意事项
钙	骨质疏松	低脂奶酪（720mg）	柠檬酸钙（500mg/次）	与铁剂间隔 2 小时服用
镁	心律失常	南瓜子（535mg）	甘氨酸镁（200mg/日）	腹泻者减量
锌	糖尿病伤口愈合	牡蛎（78.6mg）	葡萄糖酸锌（20mg/日）	避免与钙同服

2. 干预效果

- **高血压患者：**每日补充镁 400mg，收缩压下降 3.5~5.6mmHg［《高血压研究》（2023）］。
- **糖尿病患者：**锌补充 6 个月，糖化血红蛋白（HbA1c）降低 0.5%［《营养学》（2022）］。

第三节 自我监测与调整

一、食物日记记录法

1. 数字化工具

推荐使用 App 自动计算营养素缺口（误差率<5%）。

2. 记录要点

- **精确到克：**使用厨房秤（如 50g 燕麦≈半碗）。
- **烹饪方式：**标注用油量（如清蒸=5ml 油，红烧=15ml 油）。

日期	餐次	食物清单	碳水（g）	蛋白质（g）	备注
第一天	早餐	全麦面包 2 片+鸡蛋 1 个	30	15	餐后血糖 6.8mmol/L
第二天	午餐	糙米饭 100g+清蒸鱼 150g	40	25	未添加酱油

二、体检指标动态监测

1. 关键营养相关体检指标及调整策略

指标	正常范围	异常处理方案
血清铁蛋白	30~400μg/L	<30：补充血红素铁（30mg/日）

续表

指标	正常范围	异常处理方案
25（OH）D	≥75nmol/L	50~75：补充维生素 D 32000IU/日；<50：4000IU
尿钾/肌酐比	≥2.0mmol/L	<1.5：增加香蕉/菠菜摄入量

2. 调整周期

- **短期反馈：**每 2 周根据血糖/血压记录调整膳食纤维、钠摄入量。
- **长期评估：**每 3 个月检测血常规、肝肾功能，调整补充剂剂量。

3. 营养素补充动态调整流程

检测指标→分析缺口→调整饮食→选择补充剂→4 周后复查。

第四节　实操工具箱

1. 营养素补充优先级矩阵

紧急程度	高优先级（立即补充）	低优先级（食补优先）
高危	维生素 B12 缺乏（<200pg/mL）	维生素 C 不足（<30μmol/L）
中危	铁缺乏（血清铁<6μmol/L）	钙摄入不足（<800mg/日）

2. 慢性病营养监测 App 推荐

- **MyFitnessPal：**可扫描食品条形码，自动分析 2000 余种中国菜谱营养数据。
- **糖护士：**实时同步血糖仪数据，提供个性化膳食建议（误差率<10%）。

第六章　行为改变与心理调适

第一节　运动与慢性病管理

规律运动可降低40%的慢性病死亡率，具体作用机制如下。

- **科学依据**：WHO《关于身体活动和久坐行为指南》（2020）。

1. 运动类型与剂量

- **慢性病患者的运动处方**：

疾病类型	推荐运动	强度/频率/时长	干预效果（临床试验）
糖尿病	抗阻训练（哑铃/弹力带）	60%1RM，每周3次	HbA1c下降1.2%（ADA 2023）
高血压	有氧运动（快走/游泳）	心率（220-年龄）×60%	收缩压降低5~11mmHg（ESC指南）
肥胖	HIIT（高强度间歇训练）	20分钟/次，每周5次	内脏脂肪减少15%［《肥胖》（2022）］

2. 实操方案

- **糖尿病餐后运动法**：进餐后90分钟快走20分钟，餐后血糖峰值降低2.3mmol/L［《糖尿病护理》（2023）］。
- **高血压晨练禁忌**：避免6:00—9:00高强度运动（晨峰血压风险增加30%）。

第二节　睡眠与慢性病的关系

科学依据：CDC研究显示，睡眠不足（<6小时）使糖尿病风险增加37%、高血压风险增加56%。

1. 睡眠质量评估与干预

慢性病相关睡眠障碍解决方案：

问题类型	表现	干预措施	效果（4周干预）
失眠	入睡>30分钟	褪黑素0.5mg（22：00服用）	入睡时间缩短40%
睡眠呼吸暂停	AHI指数≥15次/小时	口腔矫正器+侧卧睡眠	血氧饱和度提升8%

2. 实操技巧

- **睡前饮食配方**：200ml温牛奶（含色氨酸200mg）+1根香蕉（镁38mg），促进入睡时间缩短15分钟［《睡眠医学》（2022）］。
- **昼夜节律调节**：每日7:00前暴露于1000lux自然光10分钟，褪黑素分泌节律改善25%。

第三节 心理调适与压力管理

科学依据：慢性压力使皮质醇水平升高 30%，导致胰岛素抵抗加重、血压波动增大［《自然·医学》（2023）］。

1. 压力评估工具

PSS 量表（感知压力量表）：

- 评分>20 分需干预（中国常模）。
- **在线测试工具：**心晴 App（三甲医院合作开发）。

2. 四维减压策略

（1）慢性病特异性心理干预方案：

疾病类型	推荐疗法	操作要点	临床效果（12 周干预）
糖尿病	正念饮食训练	每口咀嚼 20 次+专注味觉	暴食频率减少 60%
冠心病	心脏康复冥想	每日 15 分钟呼吸引导	心率变异性提高 30%
癌症	艺术治疗（绘画/音乐）	每周 3 次团体创作	焦虑评分降低 40%

（2）实操工具箱：

3 分钟应急放松法：

- 吸气 4 秒→屏息 4 秒→呼气 6 秒（重复 5 轮）。
- 配合握力器（压力值 30kg）挤压释放。

（3）情绪饮食替代方案：

情绪类型	高危食物	健康替代品
焦虑	巧克力（含糖 50%）	黑巧（85%可可）+杏仁
愤怒	薯片（反式脂肪 1g）	羽衣甘蓝脆片（烤箱自制）

第四节 行为改变科学模型

1. 习惯养成公式

SMART-R 法则：

- **Specific：**明确目标（如每日步行 5000 步）。
- **Measurable：**量化指标（使用运动手环监测）。
- **Attainable：**阶梯式推进（每周增加 500 步）。
- **Reward：**即时奖励（每达标 3 天看 1 集剧）。
- **Review：**每周复盘（成功率≥80%进入下一阶段）。

2. 环境改造策略

慢性病友好型生活环境设计：

场景	改造要点	效果（3 个月跟踪）
厨房	将水果篮置于视线中央	蔬果摄入量增加 200g/日
客厅	放置瑜伽垫/迷你单车	运动频率提高 50%
办公室	设置每小时站立提醒	静坐时间减少 40 分钟/日

第五节　数据监测与反馈系统

可穿戴设备选择指南：

设备类型	监测指标	推荐型号（误差率）
血糖仪	动态血糖（每 5 分钟记录）	雅培辅理善（MARD 9.8%）
手环	心率变异性（HRV）	华为 Watch GT4（±2bpm）
体脂秤	内脏脂肪等级	小米体脂秤 2（±0.5kg）